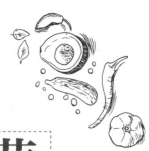

营养学基础与常见疾病的营养治疗研究

闫俊江 著

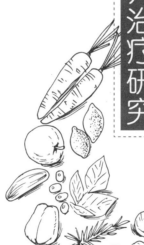

汕头大学出版社

图书在版编目（CIP）数据

营养学基础与常见疾病的营养治疗研究 / 闫俊江著
. -- 汕头：汕头大学出版社，2022.6
ISBN 978-7-5658-4710-3

Ⅰ．①营… Ⅱ．①闫… Ⅲ．①营养学②常见病－食物
疗法 Ⅳ．① R151 ② R247.1

中国版本图书馆 CIP 数据核字（2022）第 112780 号

营养学基础与常见疾病的营养治疗研究
YINGYANGXUE JICHU YU CHANGJIAN JIBING DE YINGYANG ZHILIAO YANJIU

著　　者：闫俊江
责任编辑：陈　莹
责任技编：黄东生
封面设计：优盛文化
出版发行：汕头大学出版社
　　　　　广东省汕头市大学路 243 号汕头大学校园内　　邮政编码：515063
电　　话：0754-82904613
印　　刷：三河市华晨印务有限公司
开　　本：710mm×1000 mm　1/16
印　　张：13.25
字　　数：237 千字
版　　次：2022 年 6 月第 1 版
印　　次：2022 年 8 月第 1 次印刷
定　　价：78.00 元
ISBN 978-7-5658-4710-3

简介

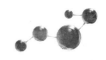

　　本书属于营养与医学方面的著作。首先，本书对人体所需营养物质进行了概述，主要包括水、碳水化合物、蛋白质、脂肪、维生素、能量与膳食纤维。其次，介绍了合理营养与平衡膳食的相关内容，阐述了营养风险筛查与评价、医院膳食种类、肠内营养与肠外营养等临床营养支持方面的内容。最后，重点对特定人群的营养膳食进行了相应指导，并对消化系统、心血管系统、血液系统的常见疾病以及常见代谢性疾病、常见地方病与癌症的营养治疗进行了探讨。

前言

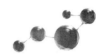

　　营养是指机体摄取食物，经过消化、吸收、代谢和排泄，利用食物中的营养素和其他对身体有益的物质构建组织器官，调节各种生理功能，维持正常生长、发育和防病保健的过程。营养关系到每个人的健康，许多疾病的发生、治疗、预后和预防都与营养学密切相关。

　　随着国民经济的发展，人们的物质生活水平有了很大的提高，由此引发的营养问题日渐凸显。因此，合理营养与健康水平及慢性病的营养调理与保健问题越发受到人们的关注，平衡膳食与营养治疗也在人们预防保健、促进机体康复、延缓疾病发展和衰老以及提高智力水平等方面，日益发挥着重要作用。

　　本书共分为五章。第一章对人体所需营养物质，如水、碳水化合物、蛋白质、脂肪、维生素、能量与膳食纤维进行了概述；第二章对合理营养与平衡膳食的相关内容进行了介绍，主要包括食物的营养价值分析，营养教育与营养咨询，膳食的结构、平衡与食谱编制；第三章对营养风险筛查与评价、医院膳食种类、肠内营养与肠外营养等临床营养支持方面的内容进行了阐述；第四章对特定人群的营养膳食进行了相应指导，包括特定生理阶段人群、特殊作业人群以及素食人群；第五章对消化系统、心血管系统、血液系统的常见疾病以及常见代谢性疾病、常见地方病与癌症的营养治疗进行了探讨。

　　本书可供营养科学工作者和研究者阅读、参考，也可为其他临床工作者与医学专业学生提供相应指导。

目录

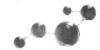

第一章　人体所需营养物质概述

第一节　水

　　水是维持生命的重要物质基础，也是人体的主要组成成分。人体内的总体水因年龄、性别和体型的胖瘦而存在明显个体差异。其中，新生儿体内的总体水最多，约占体重的 80%；成年男子体内的总体水约为体重的 60%，女子为 50% ~ 55%；60 岁以上男性体内的总体水约为体重的 51.5%，女性为 45.5%。因此，水是人体中当之无愧的第一要素。

一、水的分类

（一）自来水

　　自来水是指通过自来水厂一系列的水处理（如预沉、混凝、澄清、过滤、软化、除盐、消毒等）之后生产出来的符合国家相关标准的供人们生活、生产使用的水。

（二）矿泉水

　　矿泉水是从地下深处自然涌出的或经人工开采的、未受污染的地下矿水，其含有一定量的矿物质或二氧化碳气体，化学成分、流量、水温等相对稳定。

（三）纯净水

　　纯净水是指以自来水为原水，采用反渗透法、蒸馏法等加工制作而成的不含有任何有机污染物、无机盐、添加剂的可直接饮用的水。但是，纯净水（包括蒸馏水、太空水等）在生产中在除去有害有机物和细菌的同时，也除去了对人体健康有益的矿物质，失去了饮用水的营养功能。

二、水的生理功能

对于生命而言，水是人体所需营养素中最重要的一种。它可以作为溶剂，也可以直接参与反应或者作为反应介质，同时其也是机体营养成分和废弃物的运输载体。此外，水还是重要的体温调节剂、润滑剂等。

（一）水是构成细胞和体液的重要组成部分

水是人体中含量最多和最重要的成分，人体所含水量约占体重的2/3。作为细胞和体液的重要组成部分，水在人体内的分布并不均匀，其中细胞内液约占体重的40%，细胞外液约占体重的20%。

对人体来说，水比食品更重要，一个人绝食1～2周只要饮水就可以生存，但绝水仅能存活几天。人体一旦失水达体重的20%～22%，就会危及生命。

（二）水参与人体内的新陈代谢

水具有较强的溶解能力和电离能力，可使水溶物质以溶解状态和电解质离子状态存在；水具有较大的流动性，在消化、吸收、循环、排泄过程中，可协助加速营养物质的运送和废物的排泄，使人体内新陈代谢和化学反应得以顺利进行。可以说，人体内的一切新陈代谢活动都有水的参与。

（三）水调节人体体温

水的蒸发热比较大，在37 ℃时，蒸发1 g水可带走2.4 kJ的能量。因此，在高温下，体热可随水分经皮肤蒸发，以维持人体体温的恒定。人体血液中90%是水，水的流动性大，可以通过血液循环到达全身从而调节体温。

（四）水具有润滑作用

水具有润滑作用，可以减少体内脏器之间的相互摩擦，防止损伤，并使器官运动灵活。例如，泪液可以防止眼球干燥；唾液、消化液有利于吞咽和保持咽部的湿润；关节滑液、胸膜和腹膜的浆液、呼吸道和胃肠道黏液等也具有良好的润滑作用。

（五）水是体内输送养料和排泄废物的媒介

水的流动性大，其能够一方面把氧气、营养物质、激素等运送到组织细胞，另一方面通过尿液、汗液以及呼吸等途径把代谢废物和有毒物质排出体外。

三、水的平衡

（一）人体内水分的需求量与来源

1. 水的需求量

成人每消耗 4.186 kJ 能量，需要补充 1 mL 水，由于体力活动、出汗及溶质负荷等的变化，需要补充的水量增至 1.5 mL。儿童体表面积较大，身体中水分所占百分比较大、和代谢率较高，肾脏对调节因生长所需摄入高蛋白时的溶质负荷的能力有限，易发生严重失水，因此每消耗 4.186 kJ 能量宜补水 1.5 mL。孕妇因体内细胞外液间隙增加，加上胎儿的需要，估计每日需要额外增加 30 mL 水，而哺乳期妇女乳汁中 87% 是水，产后 6 个月内每天的平均乳汁分泌量约为 750 mL，故每天需额外增加 1 000 mL 水。

2. 水的来源

水的来源包括三个方面：①饮用水和其他饮料；②食物中的水；③代谢水。代谢水（内生水）是指蛋白质、脂肪、碳水化合物等营养素在机体内氧化代谢过程中产生的水。机体每天可通过代谢产生约 300 mL 的水。人体内的水经肾脏以尿液形式排出的约占 60%，经皮肤蒸发和汗液排出的约占 20%，经呼吸排出的约占 14%，经粪便排出的约占 6%。机体通过水的摄入和排泄来维持水的平衡，这对维持体内环境稳定具有非常重要的作用。在某些病理情况下，水的摄入或排出超过了机体的调节能力，人体就会出现水肿或脱水现象。

（二）水平衡

1. 水缺乏

人失水是连续的，饮水则是间断的。为维持正常的生理功能，人必须摄入充足的水。水摄入不足或丢失过多，会使人体重下降、肾脏对氮和电解质（Na^+、Cl^-）的排泄量增加、脉搏加快、血液浓稠，最后衰竭而死。机体失水有如下三种类型。

（1）高渗性脱水：以水分的丢失为主，电解质丢失相对较少。一般将高渗性缺水分为三度：缺水量为体重的 2% ～ 4% 时，为轻度缺水，除口渴外，多无其他症状；缺水量为体重的 4% ～ 6% 时，为中度缺水，会极度口渴，伴随乏力、尿少、尿比重高、唇干舌燥、皮肤弹性差、眼窝凹陷等症状，常感到烦躁；缺水量为体重的 6% 以上时，为重度缺水，除上述症状外，还会出现躁狂、幻觉、谵语甚至昏迷等脑功能障碍的症状。

（2）低渗性脱水：以电解质丢失为主，水分丢失较少。

（3）等渗性脱水：水和电解质按比例丢失，体液渗透压不变，临床上较为常见。

2.水过量

水过量是指水摄入量超出人体排水量的能力，以致水在体内潴留，引起血液渗透压下降和循环血量增多等现象。水过量较少发生在正常人身上，多见于疾病状态，如肝、肾和心脏疾病，及严重脱水后补水不当的情况。

（三）水平衡的调节

体内水的正常平衡受口渴中枢、神经垂体分泌的抗利尿激素及肾脏调节。口渴中枢是调节体内水来源的重要环节，当血浆渗透压过高时，可引起口渴中枢神经兴奋，激发喝水行为。抗利尿激素通过改变肾脏远曲小管和集合小管对水的通透性，以影响水分的重吸收，调节水的排出。肾脏是水分排出的主要器官，其通过排尿多少和对尿液的稀释和浓缩功能，调节体内的水平衡。当机体失水时，肾脏排出浓缩尿，使水保留在体内，防止循环功能衰竭；体内水过多时，则排尿增加，以减少体内水量。

电解质与水的平衡具有依存关系，其中钠主要存在于细胞外液，钾主要存在于细胞内液，两者都是构成渗透压、维持细胞内外水分恒定的重要因素。因此，钠、钾含量的平衡是维持水平衡的根本条件。

四、饮用水与疾病的关系

世界卫生组织（WHO）调查发现，80%的人类疾病与水有直接关系。自来水的主要消毒方法是加氯杀菌，这种方法虽然能去除大量细菌，但仍会使水中存在有害物质，如重金属、氯分子和亚硝酸盐等。同时，输送过程、水塔储存等都会造成一定程度的二次污染。尽管人们可以将水煮沸，却无法除去水中的重金属等有害物质，如果过量摄入这些物质，会使身体受到极大伤害。

一般来说，水污染造成的人体疾病主要有如下特征。①渐进性：各种有毒物质在人体内缓慢积累直至发病，因时间较长不易被察觉，更具有隐蔽性。②不易分解性：大多数有毒有机物及所有重金属在人体内无法被分解和代谢掉，只能在人体内长期滞留，不断积累。③易于体内积累性：重金属一旦进入体内便与人体蛋白相结合，形成难以代谢掉的化合物。

（一）世界卫生组织关于优质饮用水的六条标准

世界卫生组织通过对世界长寿地区的大量调查结果进行分析，提出了优质饮用水的六条标准：①不含危害人体健康的物理性、化学性和生物性污染；②含有适量的有益于人体健康并呈离子状态的矿物质（钾、镁、钙等含量为100 mg/L）；③水的分子团小，溶解力和渗透力较强；④呈弱碱性（pH值为8～9）；⑤水中含有溶解氧（5 mg/L左右）、碳酸根离子；⑥可以迅速、有效地清除体内的酸性代谢产物和各种有害物质。

（二）长寿村小分子团水

大自然中的水是氢与氧的化合物，一个水分子是由两个氢原子和一个氧原子组成的。自然界中的水不是以单一水分子存在的，而是由若干水分子通过氢键作用而聚合在一起，形成水分子簇，俗称水分子团。

研究发现，普通的水是由13个以上的水分子组成的水分子团，可将其称为大分子团水；长寿村的水是由6个水分子组成的水分子团，可将其称为小分子团水。长寿村的人不仅长期饮用小分子团水，还用小分子团水种植水果、蔬菜，饲养猪、牛、羊，使其进食的食物都富含了小分子团水。因此，长寿村人长寿的秘诀并不在于气候和食物的种类，而在于水和食物中含有的小分子团水。

小分子团水具有如下特点：①小分子团水带有大量的动能，运动速度快，被称为活性水。活性水进入人体后，不断地撞击人体细胞，使人体细胞的能量被激活，并能携带更多的对人体有益的养分、矿物质和氧气。这些物质可以进入细胞的每一个角落，使细胞得到滋养，从而更有活力。②小分子团水具有较强的渗透力，更容易进入细胞内，因此能够把养分带到细胞组织中，促进新陈代谢。③小分子团水的溶解力较一般水高30%以上，因而能够更好地把溶解了的食物中的养分带到人体的每一个角落，同时将不能被细胞完全吸收的养分和身体内积存的脂肪、胆固醇和其他物质充分地溶解并排出体外，以提高身体的排毒、解毒能力。④小分子团水具有弱碱性，它可以中和人体内的酸性毒素，调节、平衡体液的酸碱性，还可以活化细胞，提高机体免疫力。

（三）富氢水

富氢水中含有一定浓度的氢气，其名字来源于日语原名"水素水"，又名"氢水"。氢气（H_2）是一种无色无味且密度小于空气的双原子气体分子，难溶于水，可以用排水集气法进行收集。常温下，氢气的化学性质比较稳定，不易与其他物质发生化学反应；但在一定条件下（如点燃、加热、使用催化剂等），氢气可能发生剧烈反应，甚至可能会引起爆炸。基于此，起初富氢水制备的技术难题主要是如何保持水中相对较高且稳定的含氢量。国内的纳米气液混合技术采用物理方法使水分子均匀地包裹氢分子，从而使氢气和水形成某种稳定的状态，攻克了氢气在水中难以富集和稳定的难题，使富氢水实现氢气浓度高、稳定性能好。

研究发现，氢气具有较为突出的治疗作用，且可用于治疗多种疾病。有研究称，氢气被用于各种不同的疾病模型及其治疗研究，其中包括缺血再灌注损伤、糖尿病、癌症、创伤性脑损伤以及慢性阻塞性肺疾病等，其治疗作用显著，研究进展迅速，具有较为广阔的临床应用前景。时倩等人综述了氢气在心血管疾病中的防治作用，表明氢气可有效清除羟自由基，具有选择性抗氧化作用，可有效防治动脉硬化和器官炎症等疾病。因而，其作为新型的抗氧剂可能对心血管疾病具有一定的治疗作用。[1]

富氢水作为一种可饮用水，在体育领域的研究也较为广泛。邹仙等人通过观察在力竭运动后即刻给予葡萄糖、富氢水以及联合使用葡萄糖、富氢水前后，大鼠丙二醛、肌糖原以及运动耐力的受影响情况，进而评价力竭后补充富氢水对疲劳的恢复情况。结果表明，葡萄糖和富氢水联合使用后能有效降低血清丙二醛，增加腓肠肌肌糖原，提高运动耐力；单独给予葡萄糖时，仅能增加肌糖原；而单独给予富氢水时，仅能降低血清丙二醛。[2]欧明毫等人的研究表明，女子柔道运动员在大强度训练后补充富氢水能显著降低体内自由基水平、提高抗氧化酶活性、增强总抗氧化能力。由此可知，富氢水可能对大负荷训练后所导致的机体脂质过氧化具有一定的保护作用。[3]

富氢水作为一种新型的饮用水资源和理想的抗氧化剂，能为慢性病防治提供有效帮助。由于富氢水的发展时间比较短，目前的研究大多限于动物实验，仍然缺乏大量的大规模临床试验。但随着对富氢水研究的深入，人们将越来越关注富氢水的功效，越来越清楚其作用机制，也会在制备保存等技术上寻求突破，从而借助富氢水开拓出一个疾病非药物疗法的新领域。随着更多的企业与科研机构投身富氢水及氢健康产品的研究及生产制造，富氢水行业将会成为我国的一个新兴行业。

---

① 时倩，赵坤生，刘立波，等.氢气治疗心血管疾病的研究进展[J].医学综述，2019，25（13）：2563-2567，2573.

② 邹仙，李沁原，左都霜，等.力竭后补充富氢水和葡萄糖对疲劳恢复趋势的影响[J].广东医学，2017，38（18）：2750-2754.

③ 欧明毫，刘建红，黄森，等.富氢水对女子柔道运动员机体抗氧化能力的影响[J].中国运动医学杂志，2017，36（1）：17-20.

第二节　碳水化合物

碳水化合物亦称糖类化合物，是自然界中存在最多、分布最广的一类重要的有机化合物。1812 年，俄罗斯化学家 Kirchoff 的报告指出，植物中的碳水化合物主要以淀粉的形式存在，其在稀酸中加热可水解为葡萄糖。1900 年，德国化学家 E.Fisher 最早测定了单糖的化学结构，奠定了碳水化合物结构和功能研究的化学基础。

碳水化合物与蛋白质、脂肪同为生物界三大基础物质，为生物的生长、运动、繁殖提供了主要能源，是人类生存与发展必不可少的重要物质之一。碳水化合物占所有陆生植物和海藻干重的 3/4，在植物中以能源（如淀粉）和支撑结构（如纤维素）的形式存在；在动物组织中，主要以肝糖原、肌糖原、核糖、乳糖的形式存在。碳水化合物在为人体提供热能的三种主要的营养素中是最廉价的，其主要食物来源是粮谷类和根茎类食物，以及它们的制品，如面包、饼干、糕点等。各种单糖、双糖及制品仅用于供能，不含其他营养素，营养密度、营养价值较低；而各种粮食等制品，除富含淀粉外还含有其他营养成分，特别是各种谷物含有较多的膳食纤维，是补充碳水化合物的良好食物来源。

一、碳水化合物的分类

综合化学、生理和营养学的考虑，碳水化合物按照聚合度（DP）可分为糖、寡糖和多糖三类。

（一）糖

糖包括单糖、双糖和糖醇。

1.单糖

单糖是最简单的糖，通常条件下不能再被直接水解为分子更小的糖。单糖是构成各种寡糖和多糖的基本组成单位，食物中的单糖主要为葡萄糖、果糖、半乳糖。

（1）葡萄糖。葡萄糖是构成食物中各种糖类的最基本单位，有些糖完全由葡萄糖构成，如淀粉；有些则是由葡萄糖与其他糖化合而成的，如蔗糖。葡萄糖有 D 型和 L 型之分，可表示为 D-葡萄糖和 L-葡萄糖。通常情况下，人体只能代谢 D 型葡萄糖而不能利用 L 型葡萄糖。

（2）果糖。D 型果糖通常与蔗糖共同存在于水果和蜂蜜中，其中苹果及番茄中的含量较多。果糖被吸收后，大部分经肝脏转变成葡萄糖被人体吸收利用，还有一小部分转变为糖原、乳糖和脂肪。果糖甜度比蔗糖高 10%，是天然碳水化合物中甜度最高的糖。

（3）半乳糖。半乳糖是某些糖蛋白的重要成分，其通常以 D 型半乳糖苷的形式存在于大脑和神经组织中。食物中的半乳糖主要来自奶类所含的乳糖，而婴儿所需能量的 20% 由乳类中的乳糖提供。

除上述三种重要的单糖外，食物中还有少量的戊糖，如核糖、脱氧核糖、阿拉伯糖和木糖。其中，前两种糖可在动物体内合成，后两种主要存在于水果和根茎类蔬菜中。

2. 双糖

双糖是由两个相同或不同的单糖分子上的羟基缩合脱水生成的糖苷。自然界中最常见的双糖是蔗糖和乳糖。此外，还有麦芽糖、异麦芽糖、海藻糖、纤维二糖、壳二糖等。下面选取其中的几种进行介绍。

（1）蔗糖。蔗糖是食糖的主要成分，由一分子葡萄糖的半缩醛羟基与一分子 D-果糖的半缩醛羟基彼此缩合脱水而成。蔗糖普遍存在于植物界的叶、花、根、茎、种子及果实中，甘蔗、甜菜及槭树汁中尤为丰富。

（2）乳糖。乳糖由一分子 D-葡萄糖与一分子 D-半乳糖以 β-1, 4- 糖苷键相连而成。乳糖只存在于各种哺乳动物的乳汁中，其浓度约为 5%。人体消化液中的乳糖酶可将乳糖水解为其相应的单糖。

（3）麦芽糖。麦芽糖由两分子葡萄糖以 α-1, 4- 糖苷键相连而成，大量存在于发芽的谷粒，特别是麦芽中。麦芽糖是淀粉和糖原的结构成分。

（4）异麦芽糖。异麦芽糖由两分子 D- 葡萄糖以 α-1,6- 糖苷键相连而成，是多糖支链淀粉及糖原的结构组成单位，代表此类多糖链的分支点。

（5）海藻糖。海藻糖又名漏芦糖、蕈糖，由两分子葡萄糖通过半缩醛羟基缩合而成。除海藻外，其广泛存在于蘑菇、酵母、真菌、细菌中。海藻糖的甜度只有蔗糖的 45%，为非还原性双糖，其化学性质稳定，是一种非特异性保护剂，可保护生物膜及敏感细胞壁免受因干旱、冷冻、渗透压的变化而造成的损害。此外，海藻糖还可作为食品、蔬菜、果品、生物品的保鲜剂。

3. 糖醇

在天然的水果、蔬菜中，还存在少量的糖醇类物质。糖醇是单糖的重要衍生物，常见的有山梨醇、甘露醇、木糖醇、麦芽糖醇等，它们被广泛用于食品加工业。

（1）山梨醇和甘露醇。山梨醇和甘露醇是一对同分异构体。山梨醇存在于许多植物的果实中，甘露醇在海藻、蘑菇中含量丰富。山梨醇可通过氢化葡萄糖制得，且由于它含有多个醇羟基，亲水性强，临床上常用20%或25%的山梨醇溶液作为脱水剂，使周围组织及脑实质脱水，从而降低颅内压，消除水肿。甘露醇可从海草中抽提，也可通过氢化甘露糖获得。甘露醇的作用与山梨醇相似，亦为渗透性利尿剂，还可作为食品的改进剂。

（2）木糖醇。木糖醇是一种存在于多种水果、蔬菜中的五碳醇，工业上可通过氢化木糖制得，其甜度与蔗糖相当。木糖醇代谢不受胰岛素调节，可被糖尿病人接受，因而常用于糖尿病人的专用食品及药品中。

（3）麦芽糖醇。麦芽糖醇是通过氢化麦芽糖制得的，可作为功能性甜味剂用于心血管病、糖尿病等患者的保健食品中。此外，麦芽糖醇不能被口腔中的微生物利用，有防龋齿的作用。

（二）寡糖

寡糖又称低聚糖，是由2～10个单糖分子通过糖苷键构成的聚合物。目前已知的几种重要寡糖有棉子糖、水苏糖、低聚果糖、大豆低聚糖等，其甜度通常只有蔗糖的30%～60%。

1. 棉子糖

棉子糖又称蜜三糖，是一种三糖，由一分子D-半乳糖、一分子D-葡萄糖、一分子D-果糖组成。棉子糖几乎和蔗糖一样广泛分布于多种植物的种子、果实、花及根茎中，且在甘蔗和棉籽中含量尤多。

2. 水苏糖

水苏糖是一种四糖，通常与蔗糖及棉子糖共存。水苏糖由两分子D-半乳糖、一分子D-葡萄糖及一分子D-果糖组成。

棉子糖和水苏糖都不能通过肠道消化酶分解而被人体消化吸收，但在大肠中可被肠道细菌代谢，产生气体和其他产物，造成胀气，因此必须对其进行适当加工以减少其不良影响。

3.低聚果糖

低聚果糖又称寡果糖或蔗糖三糖族低聚糖，是由蔗糖分子的果糖残基上结合 1～3 个果糖组成的。低聚果糖主要存在于日常食用的水果、蔬菜中，如香蕉、洋葱、大蒜等。低聚果糖的甜度为蔗糖的 30%～60%，难以被人体消化吸收，被认为是一种水溶性膳食纤维，但易被大肠双歧杆菌利用，是双歧杆菌的增殖因子。此外，低聚果糖不提供口腔微生物沉积、产酸、腐蚀的场所，故可作为一种低腐蚀性的防龋齿甜味剂。

4.大豆低聚糖

大豆低聚糖是存在于大豆中的可溶性糖的总称，主要成分是水苏糖、棉子糖和蔗糖。扁豆、豌豆、绿豆和花生中均有大豆低聚糖存在。其甜味接近于蔗糖，甜度为蔗糖的 70%，但能量仅为蔗糖的 50% 左右。此外，大豆低聚糖也是肠道双歧杆菌的增殖因子，可作为功能性食品的基料，代替蔗糖应用于清凉饮料、酸奶、乳酸菌饮料、冰淇淋、面包、糖果和巧克力等食品中。

（三）多糖

多糖是由大于或等于 10 个单糖分子脱水缩合并通过糖苷键彼此连接而成的高分子聚合物。多糖在性质上与单糖和低聚糖不同，一般不溶于水，无甜味，不形成结晶，无还原性。在酶或酸的作用下，多糖可被水解成单糖残基数不等的片段，最后成为单糖。根据营养学上的分类方法，多糖可分为淀粉和非淀粉多糖。

1.淀粉

淀粉是一种高分子碳水化合物，广泛存在于谷类、根茎类植物中。淀粉由葡萄糖聚合而成，因聚合方式不同分为直链淀粉和支链淀粉。为了增加淀粉的用途，人们对淀粉进行改性处理后获得了各种各样的改性淀粉。此外，还有抗性淀粉。

（1）直链淀粉。直链淀粉又称糖淀粉，由几十个至几百个葡萄糖分子残基以 $\alpha-1,4-$ 糖苷键相连形成一条直链，并卷曲成螺旋状二级结构，相对分子质量为 1 万～10 万。直链淀粉在热水中可以溶解，遇碘呈蓝色，一般不显还原性。天然食品中直链淀粉含量较少，仅占淀粉成分的 19%～35%。

（2）支链淀粉。支链淀粉又称胶淀粉，其分子相对较大，一般由几千个葡萄糖残基组成，其中每 25～30 个葡萄糖残基以 $\alpha-1,4-$ 糖苷键相连形成许多条短链，每两条短链之间又以 $\alpha-1,6-$ 糖苷键连接，如此则使整个支链淀粉分子形成许多分支再分支的树冠样的复杂结构。支链淀粉难溶于水，其分子中有多个非还原性末端，却只有一个还原性末端，故不显现还原性。支链淀粉遇碘呈紫红色。在食物淀粉中，支链淀粉含量较高，一般占 65% ～ 81%。支链淀粉含量与食物的品质有很大关系，含支链淀粉越多，食物的糯性越大。不同品种的大米淀粉所含的支链淀粉和直链淀粉的比例各不相同。

（3）改性淀粉。改性淀粉又称变性淀粉，指普通淀粉经过物理或化学方法处理后，某些性质发生改变的淀粉。例如，预糊化淀粉（α-淀粉）、高黏度淀粉、低黏度淀粉、氧化淀粉、交联淀粉、糊精、阳离子淀粉、淀粉衍生物等。这些淀粉仍保持原有的颗粒结构，外观与原淀粉无差别，但其黏度、黏度的稳定性、色泽、凝沉性、胶黏性等性质发生了明显改变。这些改性淀粉在食品工业中可用于增稠、保型、稳定冷冻食品内部结构、改善食物的风味、除去异味和杂味等。其在制药工业中可用作平衡物质兼黏合剂，在化妆品行业中可用来制作爽身粉、护肤粉等。

（4）抗性淀粉。抗性淀粉（RS）这一术语最早是由英国科学家 Englyst 提出的，当时指 α-淀粉酶作用于淀粉后剩余的未被降解的部分，而后扩展到不被肠道酶降解消化的部分。1991 年，欧洲的工作会议将 RS 定义为健康人小肠内剩余的、不被消化吸收的淀粉及其水解物的总称。1998 年，这一概念得到联合国粮食及农业组织（FAO）和 WHO 碳水化合物专家组的认可。Englyst 后来的研究使人们对淀粉的分类在生理意义上又有了全新的认识。Englyst 的方法是根据 α-淀粉酶水解时间长短将不同的淀粉进行分类，在模拟胃肠道内环境的前提下，将 20 min 内已水解的淀粉称为快消化淀粉（RDS）；将 20 ～ 120 min 内水解的淀粉称为慢消化淀粉（SDS）；将 120 min 后仍没有水解的淀粉称为抗性淀粉（RS）。RS 并非一类完全相同的物质，因天然来源或加工方法不同，其抗消化性会有很大的差别，一般可将其分为三种（表 1-1），其消化吸收上的差别主要是由直链淀粉和支链淀粉的比例不同导致的。

表 1-1　淀粉的类型和消化吸收

类　　型	结　　构	食物形式	小肠中消化
快消化淀粉（RDS）	分散性淀粉	新鲜煮熟的食物	迅速完全吸收

类　型	结　构	食物形式	小肠中消化
慢消化淀粉（SDS）	结晶体淀粉，带有 X 射线 A 图谱	多数为生的谷类或高温糊化后的干燥淀粉	缓慢但完全吸收
抗性淀粉（RS1）	生理上不接受的淀粉形式	完整的或部分研磨的谷类和豆类	部分消化
抗性淀粉（RS2）	带有 X 射线的 B 或 C 图谱	未煮的土豆和青香蕉	部分消化
抗性淀粉（RS3）	带有变性的支链淀粉分子或回生的直链淀粉	放冷的熟土豆谷类和食物	部分消化

（5）糖原。糖原是多聚 D-葡萄糖，因其几乎全部存在于动物组织中，故又称动物淀粉。糖原结构与支链淀粉相似，分子中各葡萄糖残基间通过 α-1，4-糖苷键相连，链与链之间以 α-1，6-糖苷键连接。糖原的分支多，支链比较短，每个支链平均长度相当于 12～18 个葡萄糖分子。糖原的分子很大，一般由几千个至几万个葡萄糖残基组成。

2. 非淀粉多糖

非淀粉多糖（NSP）是由若干单糖通过糖苷键连接成的多聚体，常见的非淀粉多糖有纤维素、半纤维素、果胶等。

（1）纤维素。纤维素一般由 1 000～10 000 个葡萄糖残基通过 β-1，4-糖苷键相连，形成一条线状长链。其相对分子质量为 20 万～200 万，不溶于水及一般溶剂，无还原性，遇碘不会变色。纤维素在植物界中无处不在，是各种植物细胞壁的主要成分。人体中不含纤维素，但纤维素与人们的生活有着极其密切的关系，人们的日常膳食中必须有足够的纤维素。人体消化液及消化道中缺乏能水解纤维素的 β-1，4-糖苷键的酶，故纤维素不能被人体消化吸收，但它可刺激和促进胃肠道的蠕动，有利于其他食物的消化吸收及粪便的排泄。

（2）半纤维素。绝大多数的半纤维素都是由 2～4 种不同的单糖或衍生单糖构成的杂多糖，这些杂多糖以多种形式存在，主要有阿拉伯木聚糖、戊聚糖、半乳聚糖等。半纤维素一般由 50～200 个单糖或衍生单糖分子聚合而成，相对分子质量较小，是谷类纤维的主要成分。

　　半纤维素也是组成植物细胞壁的主要成分，一般与纤维素共存。需要注意的是，半纤维素既不是纤维素的前体或衍生物，也不是其生物合成的中间产物。

　　纤维素和半纤维素在麸皮中含量较多，有些半纤维素也是可溶的。

　　（3）果胶类。果胶类亦称果胶物质，是以 D-半乳糖醛酸为主要成分的复合多糖的总称。果胶类普遍存在于陆地植物的原始细胞壁和细胞间质层，在一些植物的软组织中含量特别丰富，如柑橘类水果的皮中约含 30%、甜菜中约含 25%、苹果中约含 15%。

　　果胶物质均溶于水，与糖、酸在适当的条件下能形成凝冻，一般用作果酱、果冻及果胶糖果等的凝冻剂，也可用作果汁、饮料、冰淇淋等食品的稳定剂。

二、碳水化合物的生理功能

　　碳水化合物是生命细胞结构的主要成分及主要供能物质，有调节细胞活动的重要功能。机体中碳水化合物的存在形式主要有三种，即葡萄糖、糖原和含糖的复合物。碳水化合物的生理功能与其种类和在机体内存在的形式有关。

（一）构成人体组织

　　人体内的每个细胞都有碳水化合物，其含量为 2% ~ 10%。碳水化合物主要以糖脂、糖蛋白和蛋白多糖的形式存在，并参与细胞的多种活动。

　　血液中的葡萄糖称为血糖。通常情况下，正常人血糖的产生和利用处于动态平衡状态，因此血糖浓度也相对恒定。血糖保持相对恒定具有重要的生理意义，因为大脑、中枢神经组织必须依靠血糖供给能量，当血糖浓度过低时，心脏、肌肉、大脑的工作能力下降，会使人产生耐力不足、头晕、心悸及饥饿的感觉。

　　碳水化合物和蛋白质结合可以生成糖蛋白，而糖蛋白是形成抗体、激素等重要物质的原料，如黏多糖与蛋白质结合生成的黏蛋白，是构成结缔组织的基质。半乳糖是构成人体神经组织的成分，糖原是人体内的储能物质。此外，糖和脂形成的糖脂是细胞膜与神经组织的结构成分之一，对维持神经组织系统的机能活动有特别作用；核糖及脱氧核糖是核酸的重要组成成分；人体内的脂肪也有一部分是由糖转化生成的。

（二）储存和提供能量

　　膳食碳水化合物是人类获取能量的最经济和最主要的来源。每克葡萄糖在体内氧化可以产生 16.7 kJ（4 kcal）能量。在维持人体健康所需要的能量中，有 55% ~ 65% 是由碳水化合物提供的。碳水化合物在人体肌肉和肝脏中的储存形式是糖原，肝脏约储存着机体内 1/3 的糖原。一旦机体需要，肝脏中的糖原将分解为葡萄糖以提供能量。碳水化合物在体内释放能量较快，供能也快，是神经系统和心肌的主要能源，也是肌肉活动时的主要燃料，对维持神经系统和心脏的正常供能、增强机体耐力、提高人们的工作效率都有重要意义。

（三）节约蛋白质

机体需要的能量主要由碳水化合物提供，当膳食中碳水化合物供应不足时，机体为了满足自身的需要，通过糖原异生作用动用蛋白质以产生葡萄糖；而摄入足够量的碳水化合物能预防体内或膳食蛋白质的消耗，不需要动用蛋白质来供能，即碳水化合物具有节约蛋白质的作用。碳水化合物供应充足，则体内有足够的三磷酸腺苷（ATP）产生，也有利于氨基酸的主动转运。

（四）辅助脂肪氧化和抗生酮作用

脂肪在人体内氧化产生热量的过程中先生成酮，酮在糖类的辅助作用下继续氧化、产生热量。若缺少糖类辅助，则脂肪不能彻底氧化，只会产生酮。酮在人体内积蓄，可发生酮血症、酮尿症。如果糖类供应充足，则碳水化合物可提供充足的草酰乙酸，同脂肪分解产生的乙酰基结合，进入三羧酸循环被彻底氧化，从而避免了由于脂肪酸氧化不全而产生过量的酮体（乙酰乙酸、β–羟丁酸、丙酮）所导致的酮血症。故而，糖类的充足供给具有辅助脂肪彻底氧化和抗生酮的作用。

（五）解毒

经糖醛酸途径生成的葡萄糖醛酸是人体内一种重要的结合解毒剂，在肝脏中能与许多有害物质（如细菌毒素、酒精、砷等）结合，以消除或减轻这些物质的毒性或生物活性，从而起到解毒作用。

研究证实，不消化的碳水化合物在肠道菌的作用下发酵所产生的短链脂肪酸（SCFA）具有较好的解毒和保健作用。非离子化酸性 SCFA 的生成可促进 Na^+ 和 H^+ 的交换，刺激 Na^+ 的吸收；丁酸还通过产能提供 ATP 增加细胞内 CO_2，经碳酸酐酶作用产生 H^+，从而促进 Na^+ 和 H^+ 的交换；Na^+ 的吸收又刺激了 SCFA 的吸收。结肠黏膜上皮细胞对 Na^+ 的吸收增加，继而增加水的吸收，这正是由膳食纤维生成的 SCFA 具有抗腹泻作用这一假设的理论依据。

与对正常结肠上皮细胞的增殖刺激作用相反，SCFA（尤其是丁酸）会在体外抑制结肠、直肠肿瘤细胞的生长。此外，丁酸还会抑制由 1，2-二甲肼（DMH）致癌物诱导的大鼠结肠肿瘤的生长，明显降低结肠癌的发生率；其对蛋白质和脂肪的分解产物如各种胺、氨和胆酸等有抑制作用。

（六）增强肠道功能

非淀粉多糖类如纤维素、果胶、抗性淀粉、功能性低聚糖等抗消化的碳水化合物，虽不能在小肠内被消化吸收，但刺激了肠道蠕动，增加了结肠的发酵，而发酵产生的短链脂肪酸和肠道菌群增殖，有助于人体正常消化和增加排便量。

（七）具备生物活性功能

碳水化合物中的糖蛋白和蛋白多糖具有润滑作用。同时，它可以控制细胞膜的通透性，并且是一些合成生物大分子物质的前体，如嘌呤、嘧啶、胆固醇等。此外，一些多糖还具备多样的生物活性功能，如细菌的荚膜多糖具有很好的抗原性、肝素具有抗凝性、真菌多糖在抑制肿瘤方面有一定功效。

三、碳水化合物的代谢

近年来，人们对碳水化合物的生理功能的理解有了很大的改变，这主要是由于人们对消化吸收机制有了新的认识。例如，非淀粉多糖和膳食纤维不只影响粪便量和排便行为；根据消化吸收速率，淀粉可分为快消化、慢消化和抗消化三种形式；寡糖可以选择性地刺激肠道菌生长；等等。

（一）碳水化合物的消化与吸收

人类食物中含量最多的碳水化合物是淀粉，此外还有少量纤维素、果胶、蔗糖、乳糖、麦芽糖、葡萄糖及一些戊糖等。淀粉不易溶于水，不能直接被人体吸收利用。蔗糖、乳糖及麦芽糖虽易溶于水，但也不能直接被人体吸收，都必须在消化道内消化腺分泌的水解酶的作用下，转变为葡萄糖和相应的单糖才能被吸收。对于非淀粉多糖，如纤维素、果胶等，人体消化液缺乏消化它们的水解酶，不能使之变成单糖而被吸收利用，但肠道中存在多种非致病性细菌，它们含有水解纤维素和果胶的各种酶，可将其分解后使其被人体间接吸收。但人体肠道中此类细菌的含量不高，通过这种方式吸收利用纤维素及果胶是远远不够的。

碳水化合物的消化是从口腔开始的。口腔分泌的唾液中含有唾液淀粉酶，以及此酶的激动剂——氯离子，且具有此酶最适合生存的环境（pH=6～7）。由于食物在口腔中停留时间较短，唾液淀粉酶的消化作用不能完全发挥出来。

当口腔内含有碳水化合物的食物被唾液所含的黏蛋白黏合成团，并被吞咽而进入胃后，其中的唾液淀粉酶仍可使淀粉在短时间内继续水解，但当胃酸及胃蛋白酶渗入食团或食团散开后，pH 下降至 1～2 时，胃内环境便不再适合唾液淀粉酶发挥作用，同时该淀粉酶本身将被胃蛋白酶水解而完全失去活性。胃液中不含任何能水解碳水化合物的酶，其所含的胃酸虽然很强，但对碳水化合物也只可能有少量的水解，因此碳水化合物在胃中几乎完全没有被消化。

碳水化合物的消化主要是在小肠中进行的。小肠内消化可分为肠腔消化和小肠黏膜上皮细胞表面上的消化。极少部分非淀粉多糖可在结肠内通过发酵消化。

碳水化合物只有经过消化变成单糖后才能被细胞吸收，且吸收糖的主要部位是空肠。单糖首先进入肠黏膜上皮细胞，然后进入小肠壁的毛细血管，并汇合于门静脉而进入肝脏，最后进入大循环，运送到全身各个器官。在吸收过程中也可能有少量单糖经淋巴系统进入大循环。

单糖的吸收过程不单是被动的扩散吸收，也是一种耗能的主动吸收。在肠黏膜上皮细胞刷状缘上有一特异的运糖载体蛋白，不同的载体蛋白对各种单糖的结合能力不同，有的单糖甚至完全不能与之结合，故各种单糖的相对吸收速率各不相同。

（二）糖原的合成和分解

消化吸收的葡萄糖或体内其他物质转变而来的葡萄糖进入肝脏和肌肉后，可分别合成肝糖原和肌糖原，此种过程被称为糖原的合成。肝糖原可在肝脏内分解为葡萄糖，此过程被称为糖原的分解。肌肉中因缺乏葡萄糖 –6– 磷酸酶，肌糖原不能直接分解为葡萄糖，但可通过糖酵解作用分解为乳酸，后者随血液流入肝脏后，可通过糖异生作用间接转变为葡萄糖。糖原的合成过程在体内多种组织中都存在，但主要是在肝脏和肌肉中进行。人在饥饿 12～18 h 后，肝糖原几乎会被全部分解而消耗掉，而肌糖原只有在长时间剧烈运动后才趋于耗尽。肝糖原的分解可释放出大量葡萄糖，以维持血糖浓度和供其他组织消耗利用；而肌糖原的分解仅限于提供糖酵解所需要的原料。

1. 糖异生

由非碳水化合物转变为葡萄糖或糖原的过程被称为糖异生。非碳水化合物主要有乳酸、丙酮酸、甘油、丙酸盐及生糖氨基酸。糖异生的主要场所是肝脏。肾皮质也能进行糖异生，但其量甚微，总量不到肝脏糖异生的1/10，只有在严重饥饿的情况下，其功能才明显增强。

2.糖异生的生理意义

（1）保持饥饿时血糖相对稳定。人在饥饿时，血糖趋于下降，此时除了肝糖原大量分解外，糖异生作用开始增强。当肝糖原耗尽时，机体组织蛋白质分解而来的大量氨基酸以及由体脂分解而来的甘油等非糖物质加速转变成葡萄糖，使血糖保持相对稳定，这对主要依赖葡萄糖供能的组织（如人体大脑、肾髓质、血细胞、视网膜等）维持其生理功能十分重要。

（2）促进肌乳酸的充分利用。当人体剧烈运动时，肌肉经糖酵解作用生成大量的乳酸，这些乳酸通过骨骼肌细胞扩散至血液，并被运送到肝脏。通过肝脏中强大的糖异生能力，乳酸被转变为葡萄糖，又返回肌肉，供肌肉糖酵解产生能量。如果糖异生途径障碍，则乳酸利用受限，会使人体的运动能力明显下降。

（3）有利于肾脏排 H^+ 保 Na^+。人在长期禁食或糖尿病晚期可能会出现代谢性酸中毒，这时血液的 pH 降低，肾小管细胞中磷酸烯醇式丙酮酸羟激酶的合成加速，从而促进糖异生作用，并由此引起谷氨酰胺脱氨。脱下的氨由肾小管细胞分泌进入管腔的肾小球滤液中，与 H^+ 结合形成 NH_4^+，随尿排出，从而降低了肾小球滤液中 H^+ 的浓度，同时替换回了 Na^+，如此则有助于缓解酸中毒。

（三）血糖及其调节

血糖主要指血液中的葡萄糖。正常情况下，血糖含量总是保持在恒定范围内，如人在空腹状态下血糖浓度为 3.9 ～ 6.1 mmol/L（700 ～ 1 100 mg/L）。血糖浓度保持相对恒定，是细胞进行正常代谢、维持器官正常功能的重要条件之一。

1.血糖的来源与去路

血糖的来源主要为肠道吸收、肝糖原的分解和糖异生作用，去路主要为有氧和无氧分解、合成糖原、转变为非糖物质及随尿排出。

2.血糖浓度的调节

人体中，有多种激素参与血糖浓度的调节，使血糖浓度降低的激素是胰岛素，使血糖浓度升高的激素主要是胰高血糖素、糖皮质激素和肾上腺素。

食物对血糖的调节作用主要表现在消化吸收速率和利用率上，而食物中碳水化合物的含量、类型等也是影响血糖浓度的主要因素。

（1）食物中的碳水化合物。人体从食物中摄入的碳水化合物越多，血糖就越高，因此以往糖尿病人膳食管理中都是将总碳水化合物的量控制在总能量的40%左右，但随着对碳水化合物分类和功能的认识，人们的这一看法已发生转变。对于不同类型的碳水化合物，即使摄入的总量相同，也不会产生相同的血糖反应。例如，前边所述的淀粉。淀粉中的快消化成分如游离葡萄糖、蔗糖中的葡萄糖和保温 20 min 后淀粉释放出的葡萄糖可以很快被小肠吸收并升高血糖水平。而一些抗性淀粉、寡糖或其他形式的膳食纤维，可以进入结肠内被细菌发酵后再吸收，对血糖的影响缓慢而平稳。

（2）食物的血糖生成指数（GI）。血糖生成指数是由加拿大多伦多大学的营养学教授 Jenkins 在 1981 年提出的，其是一个用以衡量某种食物或某种膳食组成对血糖浓度影响的指标。食物或膳食的血糖指数高，表示其进入胃肠后消化快、吸收完全，此时葡萄糖得以迅速进入血液；反之，则表示其在胃肠内停留时间长，释放缓慢，此时葡萄糖进入血液后峰值低，下降速度慢。

食物的血糖生成指数是评价食物中碳水化合物的一种生理学参数。在人体内，所有碳水化合物都被降解为单糖经血液进入细胞，这个转运过程受人体分泌胰岛素量的控制。当食物中的碳水化合物被消化后，血糖会升高，且人体会产生饱足感。胰岛素的分泌使血糖转运至细胞以恢复正常的血糖浓度，血糖浓度降低越快则产生饥饿感越快。因此，无论对健康人群还是糖尿病人群来说，保持一个稳定的血糖浓度才是理想状态，而要想达到这个状态就要合理地利用低 GI 的食物。GI 可作为糖尿病患者选择多糖类食物的参考依据，也可广泛用于高血压者和肥胖者的膳食管理、居民营养教育，甚至可以扩展到运动员的膳食管理、食欲研究等方面。

3. 其他食物因素

食物中其他组成部分和含量、食物的物理状况和加工制作过程等因素，也会对食物的 GI 产生显著影响。例如，富含膳食纤维、抗性淀粉或其他不消化的碳水化合物食物，因淀粉酶的抗性强，胃肠的消化吸收率小而且消化吸收缓慢，所以 GI 较低。这些食物加工时间越长，糊化程度就越高，更易被人体消化吸收，GI 也就越高。水果中的果酸可使胃肠排空时间延长，吸收缓慢，使血糖生成指数保持在较低水平。富含脂肪、蛋白质的食物的血糖生成指数也较低，如豆类和油炸的食品等。但对于糖尿病人而言，脂肪高的低 GI 食品并不是好的选择。

（四）糖耐现象

正常情况下，人体在一次性摄入大量糖时，其血糖浓度仅暂时升高，而且会很快恢复正常值，这种现象被称为糖耐现象。观察人体糖耐现象，可以推知机体内糖代谢过程是否正常、血糖浓度调节的各种机制是否健全、机体是否可能存在某种疾病。为此，临床上常用糖耐量试验鉴定机体利用糖的能力。

四、碳水化合物的需求与疾病的关系

由于每个人的具体身体情况不同，无法严格规定一个人应该摄入多少碳水化合物，但碳水化合物的产热量一般占总热量的 60% 左右为宜。也就是说，一个人摄入多少碳水化合物是和他摄入的总热量相关的。老人的消化吸收功能减弱，消耗能量减少，能量摄入会少一些；而青少年正处于生长发育阶段，能量摄入会多一些。一般来说，由于我国副食供应充足，主食摄入量并不是很高。一个从事轻体力劳动的年轻男性，一般每天摄入主食 500 g 左右，女性一般每天摄入主食 300 ～ 400 g；老年男性一般每天摄入主食 300 ～ 400 g，老年女性一般每天摄入主食 250 ～ 300 g。但任何人（病人除外）一天中碳水化合物的摄入量都不能少于 150 g。

碳水化合物摄入占总能量比例大于 80% 和小于 40% 是对健康不利的两个极端：膳食中缺乏碳水化合物将导致全身无力、疲乏、血糖含量降低，产生头晕、心悸、脑功能障碍等，严重者会因低血糖而昏迷；当膳食中的碳水化合物过多时，其就会转化成脂肪储存于体内，使人因过于肥胖而患上各类疾病，如高血脂、糖尿病等。

碳水化合物摄入不足的危害：①谷物摄入不足，则易造成维生素 B 族缺乏；②主食谷物不足易造成动物脂肪代谢不完全；③水果摄入不足不能提供足够的碳水化合物，且易造成贫血；④膳食纤维的缺乏易导致多种疾病。

碳水化合物摄入过剩的危害：①促使冠心病的发生和发展；②对血脂产生影响；③增加糖尿病的发生概率；④引起龋齿和牙周病的发生；⑤可能存在胃癌的患病风险。

第三节　蛋白质

蛋白质一词来源于希腊语"proteos"，意为"头等重要的"。正常成人体内的蛋白质占体重的 16% ~ 20%。蛋白质是构成生物体一切器官和细胞的重要成分之一，它除了为机体提供部分能量，还参与机体内一切代谢活动，是保证机体生长、发育、繁殖、遗传以及机体修复的重要物质基础，可以说没有蛋白质就没有生命。

一、蛋白质的组成和分类

（一）蛋白质的组成

蛋白质是由一条或多条多肽链组成的生物大分子，每一条多肽链有二十到数百个氨基酸残基不等，且各种氨基酸残基按一定的顺序排列。蛋白质的氨基酸序列是由对应基因所编码的，除了遗传密码所编码的 20 种"标准"氨基酸，在蛋白质中，某些氨基酸残基还可以被翻译后经过修饰而发生化学结构的变化，从而对蛋白质进行激活或调控。多个蛋白质可以通过结合在一起形成稳定的蛋白质复合物，再折叠或螺旋构成一定的空间结构，从而发挥某一特定功能。产生蛋白质的细胞器官是核糖体。

（二）蛋白质的分类

营养学上根据食物蛋白质所含氨基酸的种类和数量将食物蛋白质分为以下三类。

1. 完全蛋白质

完全蛋白质是一类优质蛋白质。它们所含的必需氨基酸种类齐全、数量充足，比例适当。这一类蛋白质不仅可以维持人体健康，还可以促进生长发育。奶、蛋、鱼、肉中的蛋白质都属于完全蛋白质。

2. 半完全蛋白质

虽然半完全蛋白质所含氨基酸种类齐全，但其中某些氨基酸的数量不能满足人体的需要。它们可以维持生命，但不能促进生长发育。例如，小麦中的麦胶蛋白便是半完全蛋白质，含赖氨酸很少。食物中所含与人体所需相比有差距的某一种或某几种氨基酸叫限制氨基酸。谷类蛋白质中赖氨酸含量较少，所以它们的限制氨基酸是赖氨酸。

3. 不完全蛋白质

不完全蛋白质不能提供人体所需的全部必需氨基酸，这意味着单纯靠它们既不能促进生长发育，也不能维持生命。例如，肉皮中的胶原蛋白便是不完全蛋白质。

二、蛋白质的生理功能

（一）构成机体和生命的重要物质基础

人体的所有组织器官中都会有蛋白质，蛋白质是生命的物质基础，是人体的主要"建筑材料"。没有蛋白质的供给，人就不可能从新生儿长成成年人。除约占人体全部质量的 18% 外，蛋白质最重要的价值还是其与生命现象有关。

1. 催化作用

生命的基本特征之一是不断地进行新陈代谢。这种新陈代谢中的化学变化绝大多数都是在酶的催化作用下迅速进行的。酶的催化效率极高，如每分子过氧化氢酶每分钟可催化 2 640 000 个 H_2O_2 分子分解，而不会使机体发生 H_2O_2 蓄积中毒。酶在机体内成千上万种不同的化学反应中扮演催化剂的角色，而绝大多数酶都是蛋白质。

2. 调节生理机能

激素是机体内分泌细胞产生的一类化学物质。这些物质随血液循环流遍全身，调节机体的正常活动，对机体的繁殖、生长、发育和适应内外环境的变化具有重要作用。这些激素中有许多蛋白质或肽，其中胰岛素就是由 51 个氨基酸分子组成的分子质量较小的蛋白质。胃肠道能分泌十余种肽类激素，用以调节胃、肠、肝、胆管和胰脏的生理活动。此外，蛋白质对维护神经系统的功能和促进智力发育也有重要作用。

3. 氧的运输

生物从不需氧转变成需氧以获得能量是进化过程中的一大飞跃。它从环境中摄取氧，在细胞内氧化能源物质（碳水化合物、脂肪和蛋白质），产生二氧化碳和水。这种供能代谢使生物能够更多地获取储存于能源物质中的能量。例如，葡萄糖有氧氧化所获得的能量为无氧酵解的 18 倍。这个从外界摄取氧并且将其输送到全身组织细胞的过程是由血红蛋白完成的。

4. 肌肉收缩

肌肉是占人体重量比重最大的组织，通常为体重的 40% ～ 45%。机体的一切机械运动及各种脏器的重要生理功能，如肢体的运动、心脏的搏动、血管的舒缩、胃肠的蠕动、肺的呼吸以及泌尿、生殖过程都是通过肌肉的收缩与松弛来实现的。这种肌肉的收缩活动是由肌动球蛋白来完成的。

5. 支架作用

结缔组织在机体内分布广泛，组成各器官包膜及组织间隔，散布于细胞之间。正是它们使各器官保持在一定形态，并将机体的各部分连成一个统一的整体。这种作用主要是由胶原蛋白来实现的。

6. 免疫作用

机体对外界某些有害因素具有一定的抵抗能力。例如，机体对流行性感冒、麻疹、传染性肝炎、伤寒、白喉、百日咳等细菌、病毒的侵入（抗原），可产生一定的抗体，从而阻断抗原对人体的有害作用，此即机体的免疫作用。这种免疫作用是由免疫球蛋白来完成的。

7. 遗传调控

遗传是生物的重要生理功能。遗传性状是由基因控制的，而核蛋白及其相应的核酸是基因的物质基础，蛋白质是基因表达的重要调控者。

（二）建造新组织和修补、更新旧组织

食物中的蛋白质最重要的作用是供给人体合成蛋白质所需要的氨基酸。由于碳水化合物和脂肪中只含有碳、氢和氧，不含氮，而蛋白质是人体中唯一的氮的来源，蛋白质具有碳水化合物和脂肪所不能代替的作用。食物中的蛋白质必须经过消化分解成氨基酸后方能被吸收、利用。尽管人体内的蛋白质在不断地分解与合成，组织细胞在不断更新，但是体内蛋白质的总量一直在保持动态平衡。一般认为，成人体内全部蛋白质每天约有 3% 会更新，这些蛋白质分子分解成氨基酸后，大部分又重新合成蛋白质，此即蛋白质的周转代谢。这一过程中，只有一小部分蛋白质会被分解为尿素及其他代谢产物排出体外。因此，成人只需要补充被分解并排出的那部分蛋白质即可。儿童和青少年正处在生长、发育时期，对蛋白质的需求量较大，蛋白质的转化率也相对较高，因此需要补充充足的蛋白质。此外，蛋白质的转化量与基础代谢密切相关，机体中蛋白质分解的氨基酸再合成新蛋白质的数量也随环境条件而异。

（三）供能

尽管蛋白质在体内的主要功能并非供给能量，但它也是一种能源物质，特别是在碳水化合物和脂肪供给量不足时，每克蛋白质在体内氧化供能约16.72 kJ（4.0 kcal）。它与碳水化合物和脂肪所供给的能量一样，都可用以促进机体的生物合成，维持体温和生理活动。人体每天消耗的能量约有14%来自蛋白质。

三、氨基酸

氨基酸是组成蛋白质的基本单位。自然界中一般的蛋白质含有22种氨基酸，构成人体蛋白质的氨基酸有20种，可以说人体对蛋白质的需要实际上是对氨基酸的需要。

（一）氨基酸分类

按照能否在体内合成，氨基酸可分为必需氨基酸和非必需氨基酸两种。

必需氨基酸是指人体需要，但自身不能合成，或者合成的速度不能满足机体需要，必须由食物蛋白质供给的氨基酸，如异亮氨酸、亮氨酸、赖氨酸、蛋氨酸、苯丙氨酸、苏氨酸、色氨酸、缬氨酸、组氨酸（婴儿）。

非必需氨基酸并非机体不需要，而是机体自身能够合成，或者可由其他氨基酸转变而来，可以不必由食物供给，如丙氨酸、精氨酸、天冬氨酸、谷氨酸、谷氨酰胺、甘氨酸、脯氨酸、丝氨酸。

氨基酸的营养学意义主要体现在以下几个方面：①供给机体营养；②调节机体机能；③增强免疫能力；④维护心血管功能；⑤改善肝肾功能；⑥降低放射治疗（以下简称"放疗"）和化学药物治疗（以下简称"化疗"的）损害；⑦促进激素分泌；⑧促进蛋白质合成。

（二）氨基酸模式及限制氨基酸

氨基酸模式是指某种蛋白质中各种必需氨基酸的构成比例，即以该种蛋白质中色氨酸的含量为1为基准，分别计算出其他必需氨基酸的相应比值。食物中蛋白质的氨基酸模式越接近人体蛋白质的氨基酸模式，必需氨基酸被机体利用的程度就越高，则该种蛋白质的营养价值越高。这样的蛋白质又被称为优质蛋白质。氨基酸模式与人体所需蛋白质的氨基酸模式最接近的某种蛋白质常被作为参考蛋白（通常为鸡蛋蛋白质）。但是，人在不同的生长阶段对必需氨基酸的需求不同。通过实验得知，人体对必需氨基酸的需要量随着年龄的增长而下降。

蛋白质中一种或几种必需氨基酸含量相对较低，这导致其他必需氨基酸在体内不能被充分利用，造成食物中蛋白质营养价值降低，而这些含量较低的氨基酸就是前文提到的"限制氨基酸"。其中，含量最低的被称为第一限制氨基酸。植物性蛋白质中的限制氨基酸多为赖氨酸、蛋氨酸、苏氨酸、色氨酸。

四、蛋白质的消化吸收与代谢

（一）蛋白质的消化和吸收

1. 蛋白质的消化

（1）胃内消化。由于唾液中不含水解蛋白质的酶，人体对食物中蛋白质的消化是从胃开始的。胃内的胃酸首先将蛋白质变性，破坏其空间结构，使其更容易被消化酶分解。同时，胃酸可激活由胃黏膜主细胞合成并分泌的胃蛋白酶原，使其转变生成有活性的胃蛋白酶。胃蛋白酶主要作用于含苯丙氨酸或酪氨酸的肽键，形成脉和胨，但很少形成游离氨基酸，并且食物在胃内停留时间较短，蛋白质在胃内消化很不完全，所以蛋白质主要的消化场所不在胃，而是在小肠。

（2）小肠内消化。蛋白质的胃内消化产物及未被消化的蛋白质在小肠内经过胰液及小肠黏膜细胞分泌的多种蛋白酶及肽酶的共同作用，进一步水解为氨基酸以及二肽和三肽。蛋白质在小肠内的消化主要依赖胰腺分泌的各种蛋白酶，这些蛋白酶可分为两类：①内肽酶可以水解蛋白质分子内部的肽键，包括胰蛋白酶、糜蛋白酶和弹性蛋白酶；②外肽酶可将肽链末端的氨基酸逐个水解，包括氨基肽酶和羧基肽酶。肠黏膜细胞的刷状缘及细胞液中还存在一些寡肽酶，如氨基肽酶及二肽酶等。氨基肽酶从肽链的末端逐个水解释放出氨基酸，最后生成二肽，二肽再经二肽酶水解，生成氨基酸。

2. 蛋白质的吸收

水解的游离氨基酸以及二肽和三肽被小肠黏膜细胞吸收，在小肠黏膜细胞刷状缘中肽酶的作用下，进入肠黏膜细胞的二肽、三肽进一步分解为氨基酸单体。被吸收的氨基酸单体通过黏膜细胞进入肝门静脉，然后被运送到肝脏和其他组织器官中，进而被利用，即蛋白质只有变为游离氨基酸才能被吸收，但现在发现含有 2～3 个氨基酸的小肽也可以被吸收，甚至存在微量的整蛋白吸收。有人将胰岛素和胰蛋白酶抑制剂同时注入大鼠的隔离肠襻，发现其可以引起血糖降低；部分人在食用高蛋白食物并发生食物过敏后，其血液中可被检测出蛋白质的抗体。以上两个例子说明存在整蛋白吸收的情况，但一般认为，整蛋白的吸收是微量的，无任何营养学意义。

（二）蛋白质的代谢及氮平衡

1. 蛋白质的代谢

前文提到，蛋白质在消化道内被多种蛋白酶及肽酶水解为氨基酸，氨基酸被小肠黏膜细胞吸收进入肝门静脉，然后被运送到肝脏和其他组织器官中，进而被利用。氨基酸进入血液后很快就被人体全身细胞吸收并迅速成为合成蛋白质的原料。在细胞内，蛋白质的合成需要经过两个阶段。第一阶段为转录，在细胞核内进行，其主要内容是将 DNA 的碱基序列抄录成 RNA 碱基序列。第二阶段为翻译，在细胞质内进行。生物体合成 mRNA 后，mRNA 中的遗传信息（DNA 碱基顺序）转变成蛋白质中氨基酸排列顺序的过程，也是蛋白质获得遗传信息进行生物合成的过程。成熟的 mRNA 穿过核膜进入胞质，在核糖体及 tRNA 等的参与下，以各种氨基酸为原料完成蛋白质的生物合成。蛋白质在分解的同时不断在体内合成，正常情况下，成年人体中的蛋白质保持着动态平衡。

2. 氮平衡

人体内的氨基酸主要来自食物蛋白质的分解与体内衰老、死亡细胞的分解，这两种来源的氨基酸都可以进入人体内的备用库中，营养学将其称为氨基酸池。氨基酸池的氨基酸主要用于以下三个方面：①供应各种细胞的需要，如肝脏合成身体所需要的各种蛋白质；②参与分解代谢，氨基酸被分解形成糖原、脂类或产生能量；③氨基酸被用于合成各种含氮的化合物，如肌酸、嘌呤碱基、肾上腺素等。

直接测定食物中所含蛋白质和体内消耗的蛋白质较为困难，因此人们常通过测定人体摄入氮和排出氮的量来判断蛋白质是否达到了动态平衡，以氮平衡的方法来反映蛋白质合成和分解之间的平衡状态。

氮平衡是指氮的摄入量和排出量的关系，可用式（1-1）表示：

$$B=I-(U+F+S) \tag{1-1}$$

式中：B 为氮平衡；I 为氮摄入量；U 为尿氮；F 为粪氮；S 为皮肤氮。

若摄入氮和排出氮相等，说明机体处于零氮平衡状态。健康成年人要维持零氮平衡并富余 5%。若摄入氮多于排出氮，说明机体处于正氮平衡状态，生长发育期、妊娠期、疾病恢复期以及运动和劳动需要增加肌肉量时，都应保证正氮平衡，以满足机体对蛋白质的额外需要。若摄入氮少于排出氮，说明机体处于负氮平衡状态。人在饥饿、患有某些消耗性疾病和年龄较大时，其身体一般处于负氮平衡状态，此时应尽可能增加蛋白质供应，以缓解或改变负氮平衡。

五、蛋白质的需求量与疾病的关系

（一）蛋白质的需求量

人体对蛋白质的需求量与许多因素有关，如年龄、身体状况、蛋白质的优劣程度等。确定人体蛋白质需求量的方法一般有两种：一种是在充分供给能量但所供应食物中不含（或极少含有）蛋白质时测定受试者通过尿、粪和其他途径所排出的氮量；另一种是测定维持氮平衡所需不同来源的蛋白质的氮量。成人摄食无蛋白质食物一段时间以后，其排出的氮量渐趋恒定，约为 57 mg/（kg·d）氮，即 0.36 g/（kg·d）蛋白质。中国营养学会提出的中国居民膳食蛋白质推荐摄入量如下：成年人蛋白质的推荐摄入量按 1.16 g/（kg·d）计，而老年人随着年龄的增加，发生退行性疾病与影响代谢的疾病也会增加，因而蛋白质的供给也需要增加，在正常成人的基础上增加 10% 的蛋白质是安全的，即将 1.16 g/（kg·d）调整为 1.27 g/（kg·d），也可按老年人的蛋白质能值占总能的 15% 作为推荐摄入量。

（二）蛋白质失衡引发的疾病

1. 蛋白质缺乏

蛋白质缺乏在成人和儿童中都有发生，在处于生长阶段的儿童中此现象更为严重。据 WHO 估计，目前世界上大约有 500 万儿童患蛋白质–能量营养不良（PEM），PEM 是一种因缺乏热能和蛋白质引起的疾病，主要发生在婴幼儿身上，在经济落后、卫生条件差的地区尤为多见，是危害婴幼儿健康、导致其死亡的主要原因之一。

蛋白质的质量也在很大程度上决定了儿童的生长情况和成人的健康状况。根据临床表现，PEM 可分为两种类型。

（1）消瘦型 PEM。消瘦型 PEM 是蛋白质和能量均长期严重缺乏时出现的疾病。该型营养不良多见于母乳不足、喂养不当、饥饿、疾病及先天性营养不良等情况。其是由于长期进食太少，机体处于饥饿和半饥饿状态，尤其是能量不足，只能靠消耗自身组织来提供能量，以维持最低生命活动的需要。其表现为生长发育缓慢或停止、明显消瘦、无力、体重减轻（严重者只为同龄儿童平均体重的60%）、皮下脂肪减少或消失、肌肉萎缩、皮肤干燥、毛发细黄而无光泽，常伴有腹泻、脱水，全身抵抗力低下，会因易感染其他疾病而死亡，但无水肿。

（2）水肿型PEM。水肿型PEM是因蛋白质严重缺乏而能量供应勉强能维持最低需要水平的极度营养不良症，多见于断乳期的婴幼儿。临床表现为精神萎靡，反应冷淡，哭声低弱无力，食欲减退，生长缓慢，体重不增或减轻，下肢呈凹陷性浮肿，虚弱，表情冷漠，皮肤干燥，色素沉着，毛发稀少无光泽、变脆和易脱落，肝脾大，易感染其他疾病，等等。

消瘦型PEM和水肿型PEM可以单独存在，也可并存。也有人认为，此两种营养不良症是PEM的两个不同阶段。对于成人来说，蛋白质摄入不足，同样可引起体力下降、浮肿、抵抗力减弱等症状。

预防蛋白质缺乏可采取以下措施：①合理营养，保证供应一定量的优质食物和蛋白质；②提高居民生活水平，大力发展农业和食品加工业；③制定适当的摄入量标准；④大力开展营养教育。

2.蛋白质摄入过多

蛋白质尤其是动物性蛋白摄入过多，对人体同样有害。这是因为过多动物性蛋白的摄入，就必然导致较多的动物脂肪和胆固醇的摄入。此外，正常情况下，人体不储存蛋白质，所以必须将过多的蛋白质脱氨分解，分解出来的氮则随尿液排出体外。这一过程需要大量水分，从而会加重肾脏负担，若人体肾功能不好，则危害更大。同时，动物性蛋白摄入过多，会造成含硫氨基酸摄入过多，加速骨骼中钙的流失，易产生骨质疏松。此外，摄入过量蛋白质可能会导致癌症的发生，尤其是结肠癌、乳腺癌、肾癌、胰腺癌和前列腺癌。

总之，人们应根据自身需要，摄入适量的蛋白质。

第四节　脂肪

脂肪是甘油和各种脂肪酸链脱水形成的甘油三酯的混合物，是人体重要的产能营养素和储能物质。

一、脂肪的分类

脂肪的种类有很多，人们习惯将其分为四类：简单脂肪、复合脂肪、（神经）鞘脂肪、衍生脂肪。

（一）简单脂肪

简单脂肪是指分子中只含有两种结构单元的脂肪。简单脂肪有甘油酯、胆甾醇酸酯、蜡、神经酰胺等。其中，甘油酯包括一酰基甘油酯、二酰基甘油酯及三酰基甘油酯，是甘油和脂肪酸形成的酯；胆甾醇酸酯是胆固醇和脂肪酸形成的酯；蜡包括由高级一元醇和脂肪酸形成的长链酯；神经酰胺是神经鞘氨醇（及其类似物）与脂肪酸通过氨基基团连接形成的氨基化合物，以神经鞘氨醇的氨基化合物最为常见。

（二）复合脂肪

复合脂肪是分子中含有两种以上结构单元的脂肪。复合脂肪有甘油磷脂、磷脂酸、磷脂酰胆碱、磷脂酰胆胺、磷脂酰丝氨酸、磷脂酰肌醇、双磷脂酰甘油等。其中，甘油磷脂是磷脂酸的衍生物；磷脂酸是由磷酸形成的甘油三酯；磷脂酰胆碱又称为卵磷脂，由磷脂酸与胆碱连接形成；磷脂酰胆胺是指不能溶于醇的磷脂；磷脂酰肌醇是含有肌醇的磷脂，包括带有两个或更多磷酸盐的磷脂与肌醇形成的化合物。

（三）（神经）鞘脂肪

（神经）鞘脂肪是神经酰胺的衍生物，其所有的单元结构都一致。（神经）鞘脂肪包括（神经）鞘磷脂、脑苷脂、鞘氨醇双己糖、鞘氨醇聚己糖、脑苷脂硫酸盐、神经节苷脂。其中，（神经）鞘磷脂是指鞘氨醇磷脂酰胆碱；脑苷脂由鞘氨醇与单糖末端羟基连接形成，可称为鞘氨醇单己糖；鞘氨醇双己糖中双糖与基元连接，与脑苷脂具有相同结构；鞘氨醇聚己糖中三糖或更大的低聚糖与基元连接，可能含有一个或多个氨基糖，与脑苷脂具有相同的结构；脑苷脂硫酸盐指鞘氨醇单己糖与硫酸盐形成的酯；神经节苷脂与鞘氨醇聚己糖具有类似的结构，是含有 1～3 个唾液酸的一类复杂的糖脂，该类脂肪中的大部分物质除其他糖外，还含有一个氨基糖。

（四）衍生脂肪

衍生脂肪是指含有单一结构单元，此单元类似或就是其他脂肪水解释放产物的一类化合物。衍生脂肪有脂肪酸、固醇、脂肪醇、碳氢化合物（如角鲨烯和类胡萝卜素），以及脂溶性维生素。

二、脂肪酸

脂肪酸是由碳、氢、氧三种元素组成的一类化合物，是脂肪的主要成分。脂肪酸按碳链中双键的多少可分为三种。①饱和脂肪酸：分子中不含双键，多存在于动物脂肪中。②单不饱和脂肪酸：分子中含一个双键，如油酸。③多不饱和脂肪酸：分子中含两个以上双键，植物种子和鱼油中含量较多。脂肪酸按其空间结构不同可分为两种，分别是顺式脂肪酸和反式脂肪酸。

下面以多不饱和脂肪酸中最重要的必需脂肪酸为例进行介绍。

必需脂肪酸是指人体不可缺少而自身又不能合成，必须由食物供给的必需脂肪酸，包括亚油酸和 α-亚麻酸。必需脂肪酸在人体中有着十分重要的作用：①维持细胞膜的结构和功能。必需脂肪酸是磷脂的重要成分，而磷脂是细胞膜的主要结构成分。②合成前列腺素的前体。亚油酸可合成花生四烯酸，花生四烯酸可以合成前列腺素。③有利于胆固醇分解代谢，防止胆固醇在体内沉积导致动脉粥样硬化。④有利于组织修复，因为新组织的生长和受损组织的修复都需要亚油酸。多不饱和脂肪酸根据双键的位置及功能又可分为 ω-6 系列和 ω-3 系列。亚油酸和花生四烯酸属于 ω-6 系列，亚麻酸、DHA（二十二碳六烯酸）、EPA（二十碳五烯酸）属于 ω-3 系列。人体缺乏必需脂肪酸易导致生长迟缓，生殖障碍，皮肤损伤（出现皮疹等）以及肾脏、肝脏、神经和视觉方面的多种疾病。此外，过多地摄入多不饱和脂肪酸也会对身体产生不良影响，它会使体内有害的氧化物、过氧化物等增加，引发多种慢性疾病。

三、脂肪的生理功能

（一）构成身体组织

（1）构成脂肪组织。皮下脂肪是一种非导热体，能防止热量大量向外散发，同时可以保护神经末梢、血管、内部器官，防止外界辐射热的侵入。此外，脂肪组织能支撑人体内各脏器，使其保持一定的位置。

（2）构成人体组织。脂肪是构成人体组织的重要成分之一，如脑细胞、神经细胞等都含有脂肪。

（二）供给能量

脂肪是人体内重要的储能、供能物质。食物中 1 g 脂肪在体内约产生 37.7 kJ（9 kcal）的能量，比碳水化合物和蛋白质约高一倍。若机体摄食能量过多，体内储存脂肪增多，人就会发胖。

（三）提供必需脂肪酸与促进脂溶性维生素的吸收

脂肪所含的多不饱和脂肪酸中，有的是机体的必需脂肪酸。它们除是组织细胞，特别是细胞膜的结构成分之外，还具有很重要的生理功能，必须经由食物中的脂肪摄入来提供。此外，从食物中摄入脂肪有助于脂溶性维生素的吸收。

（四）维持体温和保护内脏、缓冲外界压力

皮下脂肪可防止体温过多向外散失，阻止外界热能传导到体内，从而维持体温恒定。内脏器官周围的脂肪垫有缓冲外力冲击、保护内脏的作用，可以减少内部器官之间的摩擦。

（五）增加饱腹感、改善食品感官性状

脂肪在胃中停留时间较长，一次进食含 50 g 脂肪的高脂膳食，需要 4～6 h 才能在胃中排空。脂肪进入十二指肠时，会使胃肠蠕动受到抑制，从而使人有高度饱腹感。此外，脂肪还可改善食品的感官性状，如油炸食品等会具有特有的美味感。

四、脂肪的供给量和来源

（一）脂肪的供给量

脂肪无供给量标准。不同地区由于经济发展水平和饮食习惯的差异，脂肪的实际摄入量有很大差异。中国营养学会建议膳食脂肪供给量不宜超过总能量的 30%，其中饱和、单不饱和、多不饱和脂肪酸的比例应为 1：1：1。此外，亚油酸提供的能量达到总能量的 1%～2% 即可满足人体对必需脂肪酸的需求。

（二）脂肪的来源

脂肪的主要来源是烹调用油脂和食物本身所含的油脂。除食用油脂含约 100% 的脂肪外，其他脂肪含量丰富的食品为动物性食物和坚果类食物。动物性食物以畜肉类的脂肪含量最丰富，且多为饱和脂肪酸；一般动物内脏除大肠外含脂肪量皆较低，但蛋白质的含量较高；禽肉一般含脂肪量较低，多数在 10% 以下；鱼类的脂肪含量基本在 10% 以下，多数在 5% 左右，且其脂肪含不

饱和脂肪酸多；蛋类以蛋黄含脂肪最高，约为 30%，但全蛋仅为 10% 左右，其组成以单不饱和脂肪酸居多。

除动物性食物外，植物性食物中以坚果类的脂肪含量最高，最高可达 50% 以上，不过其脂肪组成多以亚油酸为主，所以其是多不饱和脂肪酸的重要来源。

高脂肪的食物有坚果类（花生、芝麻、开心果、核桃、松仁等），动物类皮肉，油炸食品，点心，蛋糕，等等。低脂肪的食物有水果类（苹果、柠檬等），蔬菜类（冬瓜、黄瓜、丝瓜、白萝卜、苦瓜、韭菜、绿豆芽、辣椒等），鸡肉，鱼肉，荷叶茶，醋，等等。

五、脂肪的消化与吸收

脂肪的消化主要在小肠中进行，首先胆汁（不包含任何消化酶）将脂肪颗粒乳化为脂肪微粒，然后这些脂肪微粒在肠液和胰液的作用下被彻底分解为甘油和脂肪酸。

人体对脂肪的吸收是一个十分复杂的生物化学过程，吸收入血的脂肪以乳糜微粒的形式运往肝脏及全身组织。

不同种类脂肪的消化率各不相同。一般说来，在室温中呈液体的脂肪，较呈固体的脂肪容易消化，故植物油较猪油、牛脂、羊脂等易于消化。用油炸过的食物较难消化，因为经油炸后，食物外层包了一层油，需待外层所包之油被消化以后，内部食物才有机会被消化。此外，油炸食物都是在高温下进行的，在极高的温度下，脂肪可被分解而产生刺激性物质丙烯醛，刺激肠胃黏膜，故在食用较多油炸食物后，容易引起消化不良，所以幼儿及病人应少食用油炸食品。食用油脂的利用率是指油脂的消化率和吸收速度，消化率高、吸收速度快的油脂，其利用率就高，反之就低。一般情况下，食用油脂量多时，其吸收速度较快；而幼儿和老人相比，幼儿的吸收速度较快。

六、脂肪与疾病的关系

在经济快速发展的今天，肥胖是导致人类残疾和过早死亡的高危因素，肥胖的发生率处于惊人的水平。传统意义上，脂肪组织被认为是储存多余脂质的主要场所，其由两种功能不同的脂肪组织组成——白色脂肪组织和棕色脂肪组织。前者以甘油三酯的形式储存多余的卡路里，并释放出需要的卡路里；后者在非战栗产热中，将存储的化学能作为热量散发。在关于棕色脂肪的研究中，一些热力学和细胞学研究表明,棕色脂肪在治疗肥胖症和代谢性疾病中也有一定潜力。在肥胖这个特殊课题中,人们有希望利用瘦素这个最重要的脂肪因子,找到与肥胖进行斗争的新武器。例如,给啮齿类动物注射瘦素会使其减少食物摄入并增加能量消耗;外周或中央瘦素给药后的体重减轻仅限于脂肪组织,而无瘦肉损失;瘦素通过诱导脂质氧化酶来激活脂质氧化;在大鼠实验中,瘦素还可刺激脂肪细胞凋亡。瘦素对代谢具有急性影响,而与长期体重调节无关。例如,瘦素在体重减轻之前会迅速降低小鼠的葡萄糖和胰岛素水平,并且会刺激野生啮齿动物的糖异生和葡萄糖代谢。瘦素可以刺激脂肪分解,改变骨骼肌中的脂质分配,并能够增加肝脏中的脂肪酸合成。据推测,肠中瘦素的直接信号传导可能参与营养吸收和肠蠕动的调节。此外,瘦素还可以增加棕色脂肪组织、肾上腺、肾脏和后肢骨骼肌的交感神经活动。因此,除增加能量消耗(至少在啮齿动物中)外,瘦素还可通过中枢神经系统参与心血管和肾脏功能的调节。这种作用对预防肥胖症和相关疾病中的心血管和肾脏并发症的发生具有重要意义。

脂肪摄入量过高,尤其是饱和脂肪酸摄入量高是导致血胆固醇、三酰甘油和低密度脂蛋白胆固醇(LDL-C)升高的主要原因。动脉粥样硬化的形成,主要是血浆中的胆固醇过多,沉积在大、中动脉内膜上所致。如同时伴有动脉壁损伤或胆固醇运转障碍,则易在动脉内膜生成脂斑层,继续发展即可使动脉管腔狭窄,形成动脉粥样硬化,增加了患冠心病的风险。多不饱和脂肪酸可使血清胆固醇和 LDL-C 下降,通常也使高密度脂蛋白胆固醇(HDL-C)浓度下降;而单不饱和脂肪酸能促进血清总胆固醇和 LDL-C 下降,但 HDL-C 不下降。

饱和脂肪酸中以豆蔻酸(C14:0)和月桂酸(C12:0)升高血清胆固醇的作用最强,而硬脂酸(C18:0)不升高血清胆固醇,也不使低密度脂蛋白(LDL)氧化,它主要在磷脂中,很快经肝脏代谢为油酸。由于血清胆固醇、三酰甘油、脂蛋白等关系着动脉粥样硬化、冠心病和高血压的发生、发展,所以脂肪摄入是否合理也与心血管疾病的发生、发展密切相关。目前,认为低密度脂蛋白的氧化对冠心病的发生更具有危险性。大量研究结果表明,自由基、脂质过氧化和低密度脂蛋白的氧化导致了动脉粥样硬化的发生。泡沫细胞产生于动脉粥样硬化发生的最早阶段,而巨噬细胞是早期动脉粥样硬化损伤时大多数泡沫细胞的前体,其吸收源性 LDL 较慢,不足以造成脂质负荷,但能大量吸收氧化的 LDL,而吸收了氧化 LDL 的巨噬细胞可转化成泡沫细胞。氧化的 LDL 具有很高的细胞毒性,并且可能引起内皮层损伤和平滑肌细胞破坏。

泡沫细胞在动脉内皮下积聚形成脂肪纹是患上冠心病的前兆。蜡样质（不溶性脂质）是脂质过氧化的一种产物。研究表明，死于局部缺血性心脏病的患者普遍存在冠状动脉蜡样质，所以很多研究支持 LDL 氧化是发生动脉粥样硬化的一个重要因素。为此，防止多不饱和脂肪酸产生脂质过氧化作用是预防动脉粥样硬化发生的重要措施之一。在这里，抗氧化剂维生素 E、维生素 C、β-胡萝卜素等起着重要作用，尤其叶酸、维生素 Br 和维生素 Bs 有明显降低同型半胱氨酸水平的作用，对降低脑卒中发病率和死亡率有重要意义。

摄取越多的人造反式脂肪酸，越会降低高密度脂蛋白胆固醇和提升低密度脂蛋白胆固醇，增加心血管病风险。人造反式脂肪酸令血液中血小板产生黏附性，令细胞保留更多钙质，造成血管及其他组织钙化。食物内的脂肪除提供热量外，也是细胞的原材料，而人造反式脂肪酸会影响细胞膜的生理特性（如流动性等），亦能影响脂肪细胞的大小、数目、脂质分类和脂肪酸的组成，进而扰乱细胞的功能，因为它会影响各种酶的作用，使必需脂肪酸难以转换到其较长的形式，如从 AL 转成 AA 等，从而加重身体缺乏必需脂肪酸的不良影响。

流行病学调查和动物实验显示，脂肪的摄入量与某些肿瘤的发生有关。膳食脂肪总量增加，某些肿瘤的发生率也增加，尤其是乳腺癌、结肠癌、直肠癌。动物实验表明，n-6 多不饱和脂肪酸可增加患癌的风险。24 个欧洲国家的流行病学调查资料表明，乳腺癌与鱼油无相关关系，但吃鱼可预防结肠癌、直肠癌的发生。对于膳食脂肪致癌，有研究者认为是因为花生四烯酸对前列腺素产生了影响或是细胞膜脂肪酸的组成发生了变化。

高脂膳食诱发乳腺癌与高能量摄入有关，因为脂肪是高能食物，可增加能量。能量主要以脂肪的形式储存于脂肪组织，因为其提供的空间较大，所以使乳腺的上皮组织有了伸展余地，这就刺激了癌组织的增长。相反，限制能量的摄入，可使能量负平衡得到相反效果。对于脂肪可促进肠癌的机制，有研究者认为是膳食脂肪的增加，提高了直肠胆汁酸的浓度，进而促进了癌的发生。

乳腺癌多发生在年轻妇女身上，此时上皮细胞对致癌原的刺激最敏感，而肠黏膜细胞的分裂贯穿人的一生，没有一个特殊阶段。至于高脂肪导致乳腺癌和肠癌发生的问题，也不是任何脂肪都有这种作用。例如，橄榄油导致乳腺癌的危险性就较小，还有棕榈油因含有丰富的维生素 E，也不会导致乳腺癌的发生。

第五节　维生素

维生素是维持人体正常生理功能所必需的一类微量低分子有机化合物。其广泛存在于天然食物中，人体不能合成或合成量不足，且需要量甚微，属于微量营养素。维生素既不参与机体组织的构成，也不提供热量，但在机体的代谢、生长和发育过程中起着重要的作用，具有预防多种慢性退化性疾病的保健功能。

维生素的种类很多，其化学结构、性质也各不相同。营养学上按照维生素溶解性的不同将其分为脂溶性维生素和水溶性维生素两大类。脂溶性维生素包括维生素 A、维生素 D、维生素 E、维生素 K。该类维生素不溶于水而溶于脂肪及脂溶剂，在食物中常与脂类共存；在肠道随脂肪经淋巴系统吸收，大部分储存在脂肪组织中；通过胆汁缓慢排出体外。脂溶性维生素摄入过多易引起中毒；摄入过少，症状出现较缓慢。水溶性维生素包括维生素 B 族和维生素 C 两大类。维生素 B 族包括维生素 B_1、维生素 B_2、维生素 B_6、维生素 B_{12}、烟酸、叶酸、泛酸和生物素等。水溶性维生素溶于水而不溶于脂肪及脂溶剂；在体内仅有少量储存，较易从尿液中排出（维生素 B_{12} 例外）；若摄入过少，则较快出现缺乏症状；大多数水溶性维生素以辅酶的形式参与机体的物质代谢。人们通常利用负荷试验和血液检测来评价人体水溶性维生素的营养水平。

一、维生素 A

维生素 A 是一种在结构上与胡萝卜素相关的脂溶性维生素，其耐高温，在空气中易发生氧化反应。一般所说的维生素 A 是指维生素 A_1（视黄醇），存在于哺乳动物和咸水鱼肝脏中。在淡水鱼肝油中发现的另一种维生素 A 被称为维生素 A_2（3-脱氢视黄醇），其生理效用仅及 A_1 的 40%。

富含维生素 A 的食物有菠菜、苜蓿、豌豆苗、红心甜薯、胡萝卜、青椒、南瓜、动物肝脏、奶及奶制品（未脱脂奶）、禽蛋等。

（一）生理功能

1.维持正常的视觉功能

维生素 A 能促进视觉细胞内感光物质的合成与再生，是眼内视网膜感光物质视紫红质的组成成分，对维持正常的"暗适应"能力有重要作用。

2. 维持上皮细胞的正常状态

维生素 A 可维持上皮细胞的正常生长与分化。人体若缺乏维生素 A 则容易出现上皮细胞退化，黏膜分泌减少，皮肤粗糙、脱屑，眼结膜干燥、发炎等症状。

3. 促进机体正常生长发育和维持正常的生殖功能

维生素 A 有助于细胞的增殖和生长，维持机体正常的生长发育。维生素 A 是胚胎发育所必需的营养素，孕期缺乏可引起早产等。维生素 A 还会影响生殖系统上皮细胞组织的正常发育，如男性缺乏维生素 A 可致睾丸重量下降、精子生成障碍。

4. 维持骨骼正常发育

维生素 A 可维持正常的骨质代谢，如缺乏则会减少破骨细胞的数量，影响成骨细胞的功能，使骨膜骨质过度增生，骨腔变小，导致骨骼发育不良。

5. 防癌抑癌作用

维生素 A 具有抗氧化、清除自由基的作用，进而可防癌、抑癌。

6. 提高机体抵抗力

维生素 A 可调节机体免疫系统，增强机体免疫力。

（二）与疾病的关系

1. 缺乏症

（1）眼部和视觉障碍。一些人在夜间或光线昏暗的环境下视物不清、行动困难或完全看不见，这种现象被称为夜盲症，而发生夜盲症的原因在于存在暗适应障碍。暗适应是指人从光亮处进入黑暗处时，眼睛需要适应一段时间才能看清被视物的轮廓，而暗适应障碍是维生素 A 缺乏的最早表现。维生素 A 缺乏的典型临床特征是干眼病。干眼病患者外观眼结膜、角膜干燥，失去光泽，发痒，少泪，角膜缘外侧呈泡沫状白斑（毕脱斑），严重者可引起角膜软化、浑浊、畏光，甚至感染诱发溃疡、穿孔而致失明。毕脱斑具有特征性，对维生素 A 缺乏病的诊断有参考意义。

（2）蟾皮病。由于缺乏维生素 A，上皮细胞的正常生长与分化受到影响，会出现皮肤干燥、粗糙、脱屑，以及毛囊过度角化的现象。毛囊过度角化形成毛囊丘疹，丘疹常分布在四肢的伸侧，并逐渐蔓延至颈背部和面部。

（3）胚胎生长和发育异常。维生素 A 严重缺乏，会给胚胎造成损伤，影响细胞的增殖与正常的骨质代谢。

（4）免疫功能受损。维生素 A 缺乏会导致血液淋巴细胞数及自然杀伤细胞减少和特异性抗体反应减弱；T 细胞功能受损和对免疫原性肿瘤抵抗力降低。

（5）易感性增高。易感性增高主要是维生素 A 缺乏使机体的免疫力低下所致。

2. 摄入过量

维生素 A 摄入过量会引起急、慢性中毒。

（1）急性中毒。急性中毒是指一次或多次累计摄入成人推荐摄入量的 100 倍、儿童摄入超过推荐摄入量的 20 倍导致出现恶心、呕吐、头痛、眩晕、视物模糊、肌肉失调、婴儿囟门突起等症状。当摄入剂量极大时，还会出现嗜睡、厌食、反复呕吐等症状。

（2）慢性中毒。慢性中毒是指长时间使用剂量超过推荐摄入量的 10 倍，导致出现头痛、脱发、皮肤瘙痒、肝大、肌肉僵硬、长骨末端疼痛等症状。

正常饮食一般不会引起中毒，大多数中毒是由过量口服浓缩维生素 A 制剂引起的，多见于儿童。

二、维生素 B 族

维生素 B 族是一类水溶性维生素，大多数作为辅酶的成分，广泛存在于动物肝脏、瘦肉、禽蛋、牛奶、豆制品、谷物、蔬菜等食物中。维生素 B 族主要有以下几种。

（一）维生素 B_1

维生素 B_1 又称硫胺素，是由嘧啶环和噻唑环连接而成的，其因可预防和治疗脚气病，又称为抗脚气病维生素。

维生素 B_1 的生理功能：①维持碳水化合物的正常代谢；②维持神经、肌肉，特别是心肌的正常生理功能；③促进胃肠蠕动，维持正常食欲。

维生素 B_1 缺乏症被称为脚气病，主要会损害神经系统和循环系统。临床上依其典型症状分为以下四种。①干性脚气病：表现为多发性神经炎，以对称性周围神经炎为主，从肢体远端开始，下肢较上肢多见，有灼痛或异样感，呈袜套样分布，逐渐向肢体近端蔓延，小腿腓肠肌有明显压痛，腱反射异常，严重者有腕下垂和足下垂等症状。②湿性脚气病：以水肿和循环系统症状为主，水肿多见于足踝部，严重者下肢水肿，甚至心力衰竭。③混合性脚气病：既有神经炎，又有心力衰竭和水肿。④婴儿脚气病：多发生于出生数月的婴儿身上。初期表现为食欲不振、呕吐、兴奋、腹泻、便秘、水肿、心跳加快、呼吸急促甚至呼吸困难等症状。脚气病发病突然、病情急，如误诊会导致死亡。

（二）维生素 B_2

维生素 B_2 又称核黄素，是由异咯嗪与核糖醇侧链组成的。其与各种酶蛋白结合成各种黄素酶类，是体内多种氧化酶系统不可缺少的辅基部分。

维生素 B_2 的生理功能：①作为多种黄素酶类的辅酶，参与体内的生物氧化与能量代谢；②作为谷胱甘肽还原酶的辅酶，可改善抗氧化防御系统功能；③作为甲基四氢叶酸还原酶的辅酶，参与同型半胱氨酸代谢；④参与色氨酸形成尼克酸及维生素 B_6 转变为磷酸吡哆醛的过程；⑤有助于维持肠黏膜的结构与功能，影响铁的吸收和转运；⑥视网膜有维生素 B_2 依赖性的光感受体存在，维生素 B_2 参与了暗适应过程。

膳食中摄入不足是维生素 B_2 缺乏最常见的原因，主要表现为眼、口、唇、舌和皮肤发生病变以及贫血。①眼部症状：初期为羞明、流泪及视物模糊，严重者出现角膜血管增生、睑缘炎。②口部症状：表现为口角湿白斑、裂纹和张口疼痛，重者有溃疡、出血和化脓。③皮肤症状：主要为脂溢性皮炎与阴囊炎（女性阴唇炎）。④其他症状：儿童生长发育迟缓、缺铁性贫血、免疫力下降和胎儿畸形。

（三）维生素 B_6

维生素 B_6 又称吡哆醇，包括吡哆醇（PN）、吡哆醛（PL）、吡哆胺（PM）三种衍生物。维生素 B_6 在人体内主要以磷酸吡哆醛的形式作为多种有关氨基酸代谢酶的辅酶，参与氨基酸的合成与分解代谢。此外，维生素 B_6 还能催化血红素合成、促进肌肉与肝脏中的糖原转化、参与亚油酸合成花生四烯酸以及胆固醇的合成与转运等。

维生素 B_6 有抑制呕吐、促进发育等功能，缺少它会引起呕吐、抽筋等症状。食物中含有丰富的维生素 B_6，且肠道细菌也能合成，所以人类很少出现维生素 B_6 缺乏症。日服 100 mg 左右的维生素 B_6 就会对大脑和神经系统造成伤害，过量摄入还可能导致一种感觉迟钝的神经性疾病，最坏的情况是导致皮肤失去知觉。

（四）维生素 B_{12}

维生素 B_{12} 又称抗恶性贫血维生素、钴胺素，是一切具有氰钴胺素生物活性的类咕啉物质的统称，是人体造血不可缺少的物质，缺少它会导致恶性贫血症。具有维生素 B_{12} 活性的氰钴胺素，被称为维生素 B_{12}a，它并非存在于人体组织中的天然形式；组织中分离出来的含羟基的钴胺素，被称为羟钴胺素，即维生素 B_{12}b；还有含亚硝基的钴胺素，被称为亚硝钴胺素，即维生素 B_{12}c。植物细胞不能合成维生素 B_{12}，所以大多数植物性食品中不含维生素 B_{12}。

维生素 B_{12} 可以提高叶酸利用率，维护神经髓鞘的代谢与功能，促进红细胞的发育和成熟。此外，维生素 B_{12} 还参与脱氧核糖核酸（DNA）的合成，脂肪、碳水化合物及蛋白质的代谢，促进核酸与蛋白质的合成。

维生素 B_{12} 的缺乏主要反映在血液及神经系统中，会导致恶性贫血、老年痴呆及精神抑郁等疾病。正常的膳食将会保证体内有足量的维生素 B_{12}，因此维生素 B_{12} 鲜见缺乏。但若患有吸收障碍以及长期食素者，也有可能患上维生素 B_{12} 缺乏症。

（五）维生素 PP

维生素 PP 又叫烟酸、尼克酸、抗癞皮病维生素，化学命名为尼克酸或尼克酰胺，是具有烟酸生物活性的吡啶 -3- 羧酸衍生物的总称。一般的烹调方法对其影响很小，其是维生素类中最为稳定的一种。烟酸在人体内转化为烟酰胺，而烟酰胺是辅酶 I 和辅酶 II 的组成部分，参与体内脂质代谢、组织呼吸的氧化和糖类无氧分解的过程。此外，烟酸还参与体内蛋白质核糖基化过程，与 DNA 复制、修复和细胞分化有关；具有增强胰岛素效能的作用，可以降低血脂、改善心血管等。烟酸在酵母、花生、肝、瘦肉等中含量丰富，当然也可工业合成。

人在缺乏此种维生素时，容易患上癞皮病。其典型症状为皮炎（dermatitis）、腹泻（diarrhea）和痴呆（dementia），又称"3D"症状。表现为神经营养障碍，初时全身乏力，之后在两手、两颊、左右额及其他裸露部位出现对称性皮炎，继而皮肤、消化系统、神经系统出现症状。大剂量的烟酸能扩张小血管和降低血清胆固醇的含量，临床上常常用以治疗内耳眩晕症、外周血管病、高胆固醇血症、视神经萎缩等。

（六）叶酸

叶酸又称蝶酰谷氨酸，由蝶啶通过亚甲基桥与对氨基苯甲酸结成蝶酸（蝶酰），再与谷氨酸结合而成。叶酸广泛存在于自然界，尤以绿叶蔬菜中含量丰富，因而得名。食物中的叶酸进入人体后会被还原成具有一定生理功能的四氢叶酸。

叶酸的生理功能如下。①参与核酸与蛋白质合成：作为一碳单位的载体参与核酸和蛋白质合成。②参与 DNA 甲基化：可导致染色体结构、DNA 构象、DNA 稳定性及 DNA 与蛋白质相互作用的方式发生改变，进而控制基因表达。③参与同型半胱氨酸代谢：叶酸缺乏，可引起高同型半胱氨酸血症。

叶酸缺乏的原因很多，如摄入不足、吸收不良、需要量增加及丢失过多等。孕妇、老年人、酗酒者以及服用某些药物（如避孕药、抗惊厥药、抗肿瘤药等）的人群，都是叶酸缺乏的高危人群。叶酸缺乏的主要表现如下。①巨幼红细胞性贫血：据观察，成人连续 5 个月叶酸摄入不足可出现巨幼红细胞性贫血，婴幼儿仅在 8 周内即可出现症状。②神经管畸形：妊娠早期缺乏叶酸可引起胎儿神经管畸形，主要表现为脊柱裂和无脑儿。③同型半胱氨酸血症：叶酸缺乏时，蛋氨酸合成受阻，血中同型半胱氨酸含量升高，激活血小板黏附与聚集，对血管内皮细胞产生损害，使心血管疾病的危害性增加。

（七）泛酸

泛酸因广泛存在于动、植物组织而得名。泛酸在体内转变成辅酶 A，参与脂肪酸合成、促进脂肪酸降解并释放出大量能量的代谢过程，参与柠檬酸循环、促进胆碱乙酰化等。此外，泛酸还能促进抵抗病原体入侵的抗体的合成。

很少有研究证实人体会缺乏泛酸，因为它广泛存在于一般食物中，但是还是有一些例子显示，泛酸缺乏会导致头痛、呕吐、肌肉酸痛、肾上腺机能不足和减退、头发泛白、皮肤布满皱纹、容易疲劳晕倒等。泛酸属于水溶性维生素，摄入过量可由肾脏通过尿液排出。

（八）生物素

生物素又称维生素 H、辅酶 R，它是合成维生素 C 的必要物质，也是脂肪和蛋白质正常代谢不可或缺的物质。生物素在自然界中至少有两种存在形式，即 α-生物素和 β-生物素。前者存在于蛋黄中，后者存在于肝脏内。

α-生物素和 β-生物素的生理作用基本是相同的，是羧化酶、辅酶的组成成分，参与体内 CO_2 的固定（羧化）和转羧基作用；参与体内的脂肪酸和碳水化合物的代谢；促进蛋白质的合成；参与维生素 B_{12}、叶酸、泛酸的代谢；促进尿素合成与排泄。此外，生物素在促进汗腺、神经组织、骨髓、男性性腺、皮肤及毛发的正常运作和生长，减轻湿疹、皮炎症状，预防白发及脱发，辅助治疗秃顶，缓和肌肉疼痛等方面都有积极的作用。

人体缺乏生物素的主要表现是皮肤发生早期病变，如眼睛周围发炎、头发脱落。婴儿可发生婴儿脱屑性红皮病和脂溢性皮炎。另外，还可能会出现干燥的鳞状皮肤、眩晕、疲劳、恶心、呕吐、肌肉痛、红细胞水平下降、胆固醇含量增高等症状。生物素在食物中分布广泛，如蛋黄、肝、牛奶、蘑菇和坚果是最好的生物素来源，肠道细菌亦能合成其以供人体需要，所以人体缺乏生物素的情况极为罕见。

三、维生素C

维生素C又称抗坏血酸，是一种抗氧化剂，机体自身不能合成，必须从食物中获取。

（一）生理功能

1.抗氧化作用

维生素C在体内可以还原超氧化物、羟自由基、次氯酸及其他活性氧化物，清除自由基，防止脂质过氧化；促进铁的吸收；促使无活性的叶酸还原为具有生物活性的四氢叶酸；抵御低密度脂蛋白胆固醇的氧化，防止和延缓维生素A和维生素E的氧化。

2.羟化作用

维生素C参与胶原蛋白合成；参与并促进胆固醇转化为胆汁酸的羟化过程；参与羟化酶过程；增强混合功能氧化酶的活性，增强药物、毒物的羟化作用（解毒过程）。

3.提高机体免疫力

维生素C可提高白细胞的吞噬功能、促进抗体的形成。

4.解毒

维生素C通过其抗氧化作用和羟化作用，对某些毒物（如重金属离子（Pb^{2+}、Hg^{2+}、Cd^{2+}）、细菌毒素）及某些药物具有解毒作用。

（二）与疾病的关系

维生素C缺乏症被称为坏血症。早期表现多为非特异性的，如疲乏、倦怠、皮肤出现瘀点或瘀斑、齿龈疼痛或发炎等。特异性体征是毛囊过度角化并带有出血性晕轮。

1.出血

牙龈出血、鼻出血、骨膜下出血、皮下片状瘀斑，甚至出现血尿、便血及贫血，严重者可有胸腔、腹腔、颅内出血。

2. 牙龈炎

牙龈肿胀出血、牙床溃烂、牙根暴露，严重者甚至会出现牙齿松动与脱落。

3. 骨骼病变与骨质疏松

关节疼痛、骨痛甚至骨骼变形。

四、维生素 D

维生素 D 又称抗佝偻病维生素，为类固醇衍生物，有维生素 D_2（麦角骨化醇）和维生素 D_3（胆钙化醇）两种。由于自然界中维生素 D_3 分布远广于维生素 D_2，维生素 D 通常是指维生素 D_3。

（一）生理功能

（1）维持血液中钙、磷的正常浓度。

（2）促进骨骼和牙齿的钙化过程，维持骨骼和牙齿的正常生长。

（3）调节机体免疫功能，增强抗感染能力。

（二）与疾病的关系

1. 缺乏症

维生素 D 摄入不足，可导致骨骼和牙齿的骨化异常。

（1）佝偻病。典型的佝偻病表现为低钙血症、骨骼病变、牙齿萌出延迟、骨骼变软和变形弯曲，如婴幼儿下肢弯曲，形成"O"或"X"形腿；胸廓外凸如鸡胸；肋骨与肋软骨连接处形成"肋骨串珠"；囟门晚闭、脊柱弯曲、骨盆变窄；婴儿出牙推迟、恒牙稀疏、凹陷，容易龋齿；腹部肌肉发育不良，腹部膨出。此外，还可影响神经、肌肉、免疫、造血等器官的功能。受日照影响，北方佝偻病的发病率较南方高。

（2）骨软化症。骨软化症的早期表现为腰背部和腿部不定位疼痛，活动时加剧，严重时骨质软化、变形，易出现自发性或多发性骨折，多见于孕妇、乳母和老年人。

（3）骨质疏松症。骨质疏松会随着年龄增长而加重，主要表现为脊椎压缩变形、股骨颈和前臂腕部易骨折。女性较男性多发，且女性多见于绝经期后，男性则多见于 60 岁以后。

2. 摄入过量

从食物中摄入维生素 D 一般不会过量，但摄入过量的维生素 D 补充剂可引起中毒，特别是在临床上单独使用维生素 D 补充剂进行佝偻病治疗，且钙、磷供给不足时易发生中毒。维生素 D 中毒的症状为食欲减退、恶心、呕吐、头痛、发热、烦渴、血清钙和血清磷增高等，如不及时纠正，则会影响儿童生长发育，导致高钙血症和高钙尿症。钙可沉积于心血管、肺、肝、肾、脑和皮下组织，导致肾功能减退，且高钙尿症严重者可死于肾衰竭。严重的维生素 D 中毒可致死，故必须在医生或营养师的指导下补充维生素 D，避免滥用。

第六节　能量

能量是人类赖以生存的物质基础。机体需要用能量来维持体温、呼吸、心跳、血液循环、肌肉活动等。机体每天所需要的能量主要来自食物中的碳水化合物、脂肪和蛋白质，这些物质在体内经过代谢释放出能量，其中一部分以三磷酸腺苷的形式为机体各种活动提供能量，另一部分则转变为热能维持体温和散发出体外。根据能量守恒定律，当机体的能量摄入与消耗失衡时，易导致消瘦或肥胖。因此，机体每天应根据自身需要摄入适当的能量。

一、能量单位和能量系数

（一）能量单位

按照能量守恒定律，能量既不能被创造出来也不能消失，但可以从一种形式转变为另一种形式。为了计量方便，需要对各种不同存在形式的"能"制定一个统一的单位，即焦耳（J）或卡。营养学上通常使用卡或千卡（kcal）作为能量单位。1 kcal 指 1 kg 纯水的温度由 15 ℃上升到 16 ℃所需要的能量。国际上和我国通用的能量单位是焦耳（J）。1 J 指用 1 N 力把 1 kg 物体移动 1 m 所需要的能量。1 000 J 等于 1 kJ，1 000 kJ 等于 1 MJ。两种能量单位的换算如下：

$$1 \text{ kcal} = 4.186 \text{ kJ} \qquad 1 \text{ kJ} = 0.239 \text{ kcal}$$
$$1 000 \text{ kcal} = 4.186 \text{ MJ} \quad 1 \text{ MJ} = 239 \text{ kcal}$$

（二）能量系数

1 g 产热营养素在体内氧化产生的能量被称为能量系数。每克碳水化合物、脂肪和蛋白质在体外完全燃烧所产生的能量分别为 17.15 kJ、39.54 kJ 和 23.64 kJ，与其在体内氧化所产生的能量并不相同。这是因为碳水化合物和脂肪可以在体内完全氧化为 CO_2 和 H_2O，而蛋白质的体内氧化产物除 CO_2 和 H_2O 以外，还有尿素、尿酸、肌酐等随尿液排出体外的有机物，这些有机物储备了部分能量，故碳水化合物和脂肪在体外燃烧和在体内代谢所产生的能量相似，而蛋白质在体内代谢所产生的能量低于在体外完全燃烧释放的能量。考虑到混合食物中碳水化合物、脂肪和蛋白质并非完全被消化道吸收，经消化率校正之后，食物中的碳水化合物、脂肪和蛋白质的能量系数分别为 16.74 kJ（4.0 kcal）/g、37.66 kJ（9.0 kcal）/g、16.66 kJ（4.0 kcal）/g。

二、能量来源

人体不仅在活动中需要能量，在安静状态下也需要能量来维持体温、心跳、呼吸等各项基本的生命活动。生物的能量来自太阳的辐射能。其中，植物借助叶绿素吸收利用太阳能，通过光合作用将二氧化碳和水合成碳水化合物；植物还可以吸收利用太阳能合成脂肪、蛋白质。动物在食用植物时，实际上是从植物中间接吸收利用太阳能；人类则是通过摄取动、植物性食物获得机体所需要的能量。人体的能量来源分为"碳水化合物""蛋白质""脂肪"三类，分别在第一章第二、三、四节中已进行了详细论述，此处仅作总结说明。

（一）碳水化合物

碳水化合物是机体的重要能量来源。中国人所摄取的食物中，碳水化合物的比重最大。一般来说，机体所需能量的 55% ～ 65% 是由食物中的碳水化合物提供的。食物中的碳水化合物经消化产生的葡萄糖等被吸收后，有一部分以糖原的形式储存在肝脏和肌肉中。肌糖原是骨骼肌中随时可动用的储备能源，用来满足骨骼肌在紧急情况下的需要。肝糖原也是一种储备能源，储存量不大，主要用于维持血糖的相对稳定。人体内很多组织、细胞储存的糖原很少，因此必须从血液中摄取葡萄糖以满足代谢和各种功能活动的需要。脑组织消耗的能量较多，通常情况下，脑组织消耗的能量均来自碳水化合物的有氧氧化，因而脑组织对缺氧非常敏感。另外，脑组织细胞储存的糖原又极少，代谢消耗的碳水化合物主要来自血糖，所以脑功能对血糖水平有很大的依赖性，血糖水平过低可引起昏迷甚至抽搐等症状。

（二）脂肪

机体内的脂质分为组织脂质和储存脂质两部分。组织脂质主要包括胆固醇、磷脂等，是组织、细胞的组成成分，在人体饥饿时也不减少，但不能成为能源。储存脂质主要是脂肪，也称甘油三酯或中性脂肪。在全部储存脂质中，脂肪约占 98%，其中一部分是来自食物的外源性脂肪，另一部分是来自体内碳水化合物和氨基酸转化成的内源性脂肪。脂肪是体内各种能源物质的主要储存形式，也是重要的能源物质，但它不能在机体缺氧的条件下供给能量。脂肪通常储存在皮下组织、内脏器官周围、肠系膜、肌间等处，储存量很大，成年男子脂肪储存量一般为体重的 10% ~ 20%，女子更多一些。

（三）蛋白质

蛋白质是由多种氨基酸构成的极为复杂的化合物，在机体蛋白质代谢中，主要是利用氨基酸进行合成和分解。体内氨基酸有两个来源：一是来自食物蛋白质消化所产生的氨基酸，由小肠吸收进入血液；二是在机体新陈代谢过程中，组织、细胞蛋白质分解所产生的氨基酸。这两部分氨基酸主要用于合成细胞成分以实现自我更新，也用于合成酶、激素等生物活性物质。此外，氨基酸还可以作为能源物质，但这是它的次要功能。

进食是周期性的，而能量消耗是连续不断的，因而储备的能源物质不断被利用，又不断得以补充。当机体处于饥饿状态时，碳水化合物的储备迅速减少，脂肪和蛋白质则作为长期能量消耗时的能源。

三、能量转化及储存

（一）能量转化

人体唯一能够利用的能量是食物中的能源物质（碳水化合物、脂肪和蛋白质）所蕴藏的化学能。这些能源物质分子结构中的碳氢键蕴藏着化学能，在氧化过程中碳氢键断裂，生成 CO_2 和 H_2O，同时释放出所蕴藏的化学能，其中 50% 以上的化学能转化为能量，其余不足 50% 是可以做功的"自由能"。这部分自由能的载体就是三磷酸腺苷。

（二）能量储存

碳水化合物、脂肪、蛋白质被消化、吸收后即储存在体内，成为机体活动的能量来源。碳水化合物被吸收后，大部分以糖原的形式储存在肝脏和肌肉中。如果饥饿超过 48 h，体内不再有储存的糖原，此时糖原要通过糖原异生作用生成。机体蛋白质储存量较易测定，常用的方法有氮平衡、同位素示踪等。机体储存的脂肪主要来自食物中的脂肪和碳水化合物，也可来自蛋白质的转化，但其数量有限。

机体能量储备涉及一系列生物化学过程，如糖原的合成和储存、脂肪和蛋白质的合成和储存。这些生物化学过程还受很多激素的影响。例如，蛋白质的合成受胰岛素、生长素、甲状腺素和性激素的调节，碳水化合物的储存受胰岛素、胰高糖素、生长素、糖皮质激素和肾上腺素的调节，这些激素也作用于脂肪组织，影响脂肪的合成和储存。一般认为，正常人的能量储备有以下特点：①从幼年到成年，主要是蛋白质的合成增加；②成年期间，体重和身体组织相对稳定；③成年以后，随着年龄的增加，脂肪储存量增多。

四、能量消耗

在理想的平衡状态下，个体的能量需要量等于其消耗量。成年人的能量消耗主要用于维持基础代谢、体力活动和食物生热效应；孕妇还包括子宫、乳房、胎盘、胎儿的生长及体脂储备；乳母则需要合成乳汁；儿童、青少年则应考虑生长发育的能量需要；创伤病人康复期间也需要能量。

（一）基础代谢

1.基础代谢与基础代谢率

基础代谢（BM）是指人体在基础状态下的能量代谢，即人在清醒而又极端安静状态下，不受精神紧张、肌肉活动、食物和环境温度等因素影响时的能量代谢。单位时间内的基础代谢被称为基础代谢率（BMR）。基础代谢的测量一般都在清晨进餐以前进行，距前一天晚餐 12 ～ 14 h，而且测量前的最后一次进餐不要吃得太饱，膳食中的脂肪含量也不要太多，这样可以排除食物热效应作用的影响。测量前不应进行耗费体力的劳动或运动，而且必须静卧半小时以上，测量时采取平卧姿势，并使全身肌肉尽量松弛，以排除肌肉活动的影响。测量时的室温应保持在 20 ～ 25 ℃，以排除环境温度的影响。在这种状态下所测得的能量代谢，比一般休息时低，但高于熟睡时的能量代谢。

基础代谢也可以采用直接计数法测量，即根据体重、身高、年龄直接计算基础代谢，其中男性的基础代谢计算公式如式（1-2），女性的如式（1-3）。

男性 BMR=66.473 0+13.571× 体重（kg）+

5.003 3× 身高（cm）–6.755 0× 年龄（岁）　　　　（1–2）

女性 BMR=655.095 5+9.463× 体重（kg）+

1.849 6× 身高（cm）–4.675 6× 年龄（岁）　　　　（1–3）

临床上粗略地估计基础代谢还可按男性每千克体重每小时 4.186 kJ（1.0 kcal）和女性每千克体重每小时 4.0 kJ（0.96 kcal）计算。

2.影响基础代谢的因素

（1）体表面积。基础代谢率的高低与体重并不成一定的比例关系，而与体表面积基本上成正比。体表面积越大，向外部环境散发的热越多，基础代谢亦越高。同等体重下瘦高者的基础代谢要高于矮胖者。因此，用每平方米体表面积为标准来衡量能量代谢率是比较合适的。

（2）年龄。在人的一生中，婴幼儿阶段是整个代谢过程最活跃的阶段，此时的基础代谢率较高，到青春期又出现一个代谢较活跃的阶段。成年以后至老年阶段，随着年龄的增长代谢率缓慢地降低，在基础代谢率改变的同时，老年人的身高会变矮，体内的去脂组织或代谢活性组织也会减少；相反，脂肪组织随之相对增加。这些都是造成基础代谢或能量消耗减少的因素。此外，受内分泌的改变和更年期等的影响，老年人的能量消耗有下降的趋势。

（3）性别。在同一年龄、同一体表面积的条件下，女性基础代谢率低于男性。尽管年龄和体表面积相同，但女性体内脂肪组织的比例高于男性，去脂组织则相反。此外，处于生育年龄的妇女在两次月经之间的排卵前期和后期的基础体温有波动，这对基础代谢率也有微小的影响。

（4）激素。激素对细胞的代谢及调节都有较大影响。例如，甲状腺素对细胞的氧化过程具有十分重要的作用，它可以使细胞氧化过程加快；在异常情况下，如甲状腺功能亢进时可使基础代谢率明显升高；相反，黏液水肿时，基础代谢率低于正常水平。肾上腺素对基础代谢率也有影响，可使基础代谢率下降25%，但其作用低于甲状腺素。垂体激素能调节其他腺体的活动，其中包括对甲状腺的影响，因而也间接影响基础代谢率。

（5）季节与劳动强度。基础代谢率在不同季节和劳动强度人群中存在一定差别，这说明气候和劳动强度对基础代谢率有一定影响。例如，人在冬季的基础代谢率高于夏季，劳动强度大者基础代谢率高于劳动强度小者。

3.静息代谢

静息代谢是一种与基础代谢很接近的代谢状态。其测定过程要求全身处于休息状态，且在进食的 $3 \sim 4$ h 后测量。此时机体仍在进行着若干正常的消化活动，这种状态比较接近人们正常生活中的休息状态，在这种条件下测出的代谢率，被称为静息代谢率（RMR）。美国在《推荐的每日膳食中营养素供给量》（第10版）中提出，因 RMR 与 BMR 相差低于10%，故在实际工作中可以通用。RMR 一般占总能量消耗的大部分（60% ~ 75%）。

（二）体力活动

除基础代谢之外，体力活动是影响人体能量消耗的另一重要因素。生理情况相近的人，基础代谢消耗的能量也是相近的，体力活动情况却相差很大。机体的任何轻微活动都可提高代谢率，因此人在运动或劳动时耗氧量显著增加。机体耗氧量的增加与肌肉活动的强度成正比。耗氧量最多可达到安静时的 10 ～ 20 倍。通常各种体力活动所消耗的能量占人体总能量消耗的 15% ～ 30%。

影响体力活动能量消耗的因素：①肌肉越发达者，活动能量消耗越多；②体重越重者，能量消耗越多；③劳动强度越大、持续时间越长，能量消耗越多；④与工作的熟练程度有关。其中，劳动强度是主要影响因素，而劳动强度主要涉及劳动时牵动的肌肉的多少和负荷的大小。根据每分钟氧耗量、每分钟能量消耗量等，劳动强度可划分为 6 级（表 1-2）。

表 1-2　体力作业的分级

分　级	每分钟通气量 /L	每分钟耗氧量 /L	心　率/(b·min^{-1})	每分钟能量消耗 /kcal
很轻	< 10	< 0.5	< 80	< 2.5
轻	10 ～ 20	0.5 ～ 1.0	80 ～ 100	2.5 ～ 5.0
中等	20 ～ 35	1.0 ～ 1.5	100 ～ 120	5.0 ～ 7.5
重	35 ～ 50	1.5 ～ 2.0	120 ～ 140	7.5 ～ 10.0
很重	50 ～ 65	2.0 ～ 2.5	140 ～ 160	10.0 ～ 12.5
过重	65 ～ 85	2.5 ～ 3.0	160 ～ 180	12.5 ～ 15.0

（三）食物热效应

食物热效应（TEF）是指进餐后几小时内引起的额外的能量消耗，又叫食物的特殊动力作用（SDA）。

食物热效应只能增加体热的外散，不能增加可利用的能量，加之食物中不同产能营养素的食物热效应不同，因此为了保存体内的营养储备，进食时必须考虑食物热效应额外消耗的能量，使摄入的能量与消耗的能量保持平衡。食物热效应作用所引起的能量额外消耗平均为 627.6 kJ（150 kcal）～ 836.8 kJ（200 kcal），相当于总能量的 10%。

消化食物这个环节本身是需要能量的，这是摄入食物后能量消耗额外增加的一个重要部分，其中包括消化液的分泌、胃肠道肌肉的张力和吸收等过程的能量消耗。而另一个重要部分是中间代谢过程所需要的能量，包括低能的化合物合成较高能的物质，如葡萄糖转变为糖原、脂肪酸合成脂肪。此外，还可包括氨基酸的脱氨基作用以及蛋白质在氧化过程中形成 ATP 等。例如，蛋白质的食物热效应作用最大，为本身产生能量的 30% ~ 40%，脂肪为 4% ~ 5%，碳水化合物为 5% ~ 6%。

摄食越多，能量消耗越多；进食快者比进食慢者食物热效应高，因为进食快者中枢神经系统更活跃，激素和酶的分泌速度快、数量多，吸收和储存的速度更高，其能量消耗也相对更多。

（四）生长发育对能量的需求

对于处于生长发育阶段的儿童，其一天的能量消耗除以上方面外还应包括生长发育所需要的能量——每增加 1 g 的体内新组织约需 4.78 kcal 的能量。新生儿按千克计算体重，其能量消耗比成人多 2 ~ 4 倍；在儿童阶段，因为机体仍在发育，也有类似的情况。妊娠期的妇女由于子宫内胎儿的发育，其间接地承担并提供胎儿迅速发育所需的能量，且孕妇自身器官及生殖系统的进一步发育也需要特殊的能量，尤其在怀孕后半期。

（五）影响能量消耗的其他因素

除上述几种因素对机体能量消耗有影响之外，影响机体总能量消耗的还有不容忽略的因素。

1. 情绪和精神状态

大脑的重量只占人类体重的 2%，但在安静状态下，却有 5% 左右的循环血量进入脑循环系统。人在平静地思考问题时，能量代谢受到的影响也不大，产热量一般不超过 4%，但在精神处于紧张状态时，能量代谢显著增高。一方面，由于精神紧张，骨骼肌紧张性也在加强，这时尽管没有明显的肌肉活动，但产热量已经提高了很多；另一方面，精神紧张，特别是情绪激动，将引起肾上腺素、肾上腺皮质激素、甲状腺素等激素的分泌增加。由于这些激素的作用，机体代谢加速，产热量也就明显增加。例如，成年人在较高的应激状态下，BMR可以提高 25%，婴儿的哭啼和挣扎甚至可以使 BMR 提高 100%。

2. 环境的气象条件与机体的热调节

正常的条件下，人类机体体温会维持在 37 ℃左右，即使有极小的波动，机体也可以通过自身的调节使其处于正常状态，而不致影响基础代谢及能量的消耗。

在高温条件（30～40 ℃）下，能量的需求量增加。当机体发热时，体内的代谢过程加快，基础代谢升高，如从37 ℃升至39 ℃时，机体的基础代谢消耗增加28%，即一个中等体重的人一天多消耗400 kcal的能量。

五、能量与疾病的关系

若人体膳食能量长期摄入不足，不能满足正常生理代谢需要，体内储存的糖原、脂肪甚至蛋白质就会被用来氧化供能，从而导致营养不良，临床表现为体重减轻、消瘦、贫血、精神不振、神经衰弱、皮肤干燥，甚至发生肌肉和内脏萎缩，严重影响健康和工作效率。这些症状的出现，不一定只是因为能量不足，也可能是蛋白质缺乏引起的。因为能量不足时，也需要蛋白质氧化供能，这就加重了蛋白质缺乏的程度。

若人体膳食能量长期摄入过多，超过人体正常代谢的需要，多余的能量就会在体内以脂肪的形式储存起来，形成肥胖。如果脂肪沉积在内脏，就会出现相应的疾病，如脂肪肝、动脉粥样硬化等。大量医学研究证实，肥胖和高血压、高脂血症、糖尿病、冠心病、胰腺炎、胆石症、睡眠呼吸暂停综合征、骨关节疾病，甚至某些癌症的发生关系密切。

第七节 膳食纤维

膳食纤维是指食物中不能被人体消化吸收的非淀粉多糖及非多糖类的木质素。根据水溶性不同，可将其分为可溶性膳食纤维（SDF）和不溶性膳食纤维（IDF）。可溶性膳食纤维是指既可以溶于水，又可以吸水膨胀，并能被大肠中的微生物酵解的一大类纤维，包括果胶、树胶、黏胶和部分半纤维素，它们对小肠内的葡萄糖和脂质的吸收有影响；不溶性膳食纤维主要包括纤维素、不溶性半纤维素和木质素，它们因在大肠中发酵而影响大肠的功能。膳食纤维从结构上来看属于碳水化合物，但其在生理功能上与传统意义上的碳水化合物有较大不同；其虽然不能被人体消化吸收，但其特有的防治疾病的生理功能引起人们的广泛关注，因而有学者将其列为第七类营养素。

一、膳食纤维的主要成分

（一）纤维素

纤维素是植物细胞壁的主要成分，由数千个葡萄糖单位以 $\beta-1$，4-糖苷键连接而成，为线状均一多糖。纤维素不能被人体肠道的酶所消化，具有亲水性，在肠道内起吸收水分的作用。

（二）半纤维素

半纤维素存在于植物细胞壁中，是由许多分支的、不同糖基单位组成的杂多半糖。其中的糖基单位包括木糖、阿拉伯糖、半乳糖、甘露糖、葡萄糖、葡糖醛酸和半乳糖醛酸。在人的大肠内，半纤维素比纤维素更易于被细菌分解，因为它有结合离子的作用。半纤维素大部分是不可溶的，但也能起到一定的生理作用。

（三）木质素

木质素不是多糖物质，而是苯基类丙烷的聚合物，具有复杂的三维结构。因为木质素存在于细胞壁中且难以与纤维素分离，故膳食纤维的组成成分中包含了木质素，但人和动物均不能将其消化。

（四）树胶

树胶的化学结构因来源不同而有所差别，主要成分是 L-阿拉伯糖的聚合物，还有 D-半乳糖、L-鼠李糖和葡萄糖醛酸，不能被人体消化酶水解。它能分散于水中，有黏稠性，可起到增稠剂的作用。

（五）果胶

果胶是一种无定形的物质，存在于水果和蔬菜的软组织中，可在热溶液中溶解，在酸性溶液中遇热呈胶态。

二、膳食纤维的生理功能

（一）促进肠蠕动，预防大肠疾病

膳食纤维进入大肠后，会刺激和促进肠蠕动，减少有害物质与肠壁的接触时间，尤其是果胶类吸水膨胀后，有利于粪便排出，降低了大肠内的压力，可有效预防便秘、痔疮、肛裂、结肠息肉、肠道易激惹综合征和直肠癌。此外，膳食纤维还可改善肠道菌群，有助于正常消化和增加排便量，可预防肠癌、阑尾炎等。

（二）降低胆固醇，预防心血管疾病与胆石症

膳食纤维中的果胶和木质素可促进胆固醇和胆汁酸的排泄，抑制血清胆固醇及三酰甘油的上升，降低血浆胆固醇的浓度，预防动脉粥样硬化和冠心病等心血管疾病的发生及胆结石的形成。

（三）调节血糖，预防糖尿病

膳食纤维可延缓葡萄糖的吸收，使血糖浓度不会因进食而快速升高，因此可减少胰岛素的分泌。许多研究表明，膳食纤维补充剂或富含膳食纤维的食物可降低血糖。

（四）增加饱腹感，控制体重

膳食纤维提供的热能极少，食物中的膳食纤维可替代部分碳水化合物和脂肪的体积，从而减少能量摄入。膳食纤维可吸水膨胀使机体产生一定的饱腹感，且可溶性膳食纤维可减缓胃对食物的排空速度，使机体更耐饿。此外，膳食纤维还能抑制淀粉酶，延缓糖类的吸收，且膳食纤维中的果胶能抑制脂肪的吸收，有助于控制体重。

（五）预防其他癌症

流行病学研究表明，膳食纤维还能降低大肠癌、乳腺癌、胰腺癌发病的危险性。其机制可能与促进肠蠕动从而促进毒物排泄，与胆汁酸或胆固醇结合、减少初级和次级胆汁酸对肠黏膜的刺激作用有关。

三、膳食纤维与疾病关系

（一）糖尿病

胰岛 α 细胞功能异常、胰高血糖素的分泌不会被胰岛素抑制或胰岛 β 细胞功能不全、胰岛素的生成和分泌受损都会引起 2 型糖尿病（T2DM），但胰岛素抵抗是 T2DM 的主要发病因素。此外，T2DM 还伴随着肠道微生物群在机体内的比例的变化。通过对 T2DM 患者进行微生物群落测定，研究者发现其共同特征为缺乏产生丁酸盐的肠道菌种，如梭状芽孢杆菌、直肠细菌、肠内营养菌，但硫酸盐还原菌、脱硫弧菌、加氏乳杆菌、罗伊氏乳杆菌和植物乳杆菌数量增加。

膳食纤维可通过阻止机体对营养物质的吸收或经肠道微生物发酵产生短链脂肪酸（SCFAs），进而对 T2DM 预防和血糖控制产生一定的作用。对 T2DM 的队列试验结果表明，谷物膳食纤维摄入量与患 T2DM 的风险有关，当饮食中存在含量较高的能够被机体快速吸收的碳水化合物或含有较低谷物膳食纤维时会增加机体患 T2DM 的风险；另有试验发现，谷物纤维对预防 T2DM 的能力比水果中的膳食纤维更高，这说明谷物纤维降低 T2DM 风险的机制与其对血糖的影响几乎没有关系。由此推测，谷物膳食纤维对 T2DM 的影响可能与其自身的性质有关。

膳食纤维发酵产生的 SCFAs 主要通过结肠上皮细胞上的受体对其他器官进行调节，从而起到控制血糖的作用。SCFAs 通过 G 蛋白偶联受体 41（GPCR41）或 G 蛋白偶联受体 43（GPCR43）调节胰腺 β 细胞的增殖和胰岛素的生物合成；通过血液运输到各个器官，可作为氧化、脂质合成和能量代谢的底物；在肝细胞中促进糖异生。肠内分泌细胞上的 GPCR41 被激活后刺激肠道肽类激素的分泌，减少能量摄入。

当 GPCR43 受到 SCFAs 刺激后，会触发肠降血糖素、胰高血糖素样肽-1（GLP-1）的产生，从而降低胃排空率，增加外周葡萄糖清除率并改善胰岛素分泌不足的情况。GLP-1 和葡萄糖依赖性促胰岛素多肽（GIP）通过平衡胰岛素和葡萄糖的分泌来维持葡萄糖的稳态。SCFAs 可通过激活游离脂肪酸受体 2（FFAR2）来诱导 GLP-1 和胰岛淀粉样多肽的分泌。GLP-1 受体通过诱导胰岛素分泌并抑制胰高血糖素分泌来调节胰腺分泌激素。

（二）肠道免疫与炎症

肠道是人体最大的免疫系统，并且具有防御功能。免疫系统通常由脂多糖、肽聚糖、多糖、脂蛋白酸、脂蛋白、微球蛋白等特定的细菌抗原触发，这些抗原能够被受体识别，并引发多种反应，对维持肠道屏障的完整性和宿主与微生物的动态平衡至关重要。膳食纤维可直接与具有免疫调节作用的 Toll 样受体结合。有研究指出，摄入膳食纤维后，免疫反应中观察到免疫防御系统的警惕性更高，但由于缺乏关于人体健康或疾病的有效生物标记物，这些结果的相关性仍不确定。

肠道菌群作为关键的稳态调节器，可通过产生 SCFAs 来调节能量代谢，从而降低炎症水平。研究表明，SCFAs 可通过多种机制促进肠道屏障功能和肠道免疫稳态，有利于预防克罗恩病和溃疡性结肠炎等疾病，从而通过免疫调节纤维在肠道中的亲和力，增加肠道微生物菌群中的有益细菌比例。

SCFAs 能够促进肠道适应性免疫，通过抑制组蛋白去乙酰化酶（HDAC）促进哺乳动物雷帕霉素靶蛋白途径活化和白介素 10（IL-10）的产生。SCFAs 受体 FFAR2 会影响单核细胞介导炎症反应和中性粒细胞的分化与激活，并通过激活细胞内信号通路，丝裂原活化蛋白激酶、蛋白激酶 C 和磷脂酶 C 来触发白细胞循环募集至炎症位点。另外，SCFAs 引起 GPCR109a 信号传导，诱导 IL-18 转录，促进 NLRP3 炎症小体、IL-18 从其前肽成熟。SCFAs 通过激活调节性 T 细胞（Tregs）上的 GPCR43，诱导 Tregs 抑制结肠炎症和癌变的增殖和下调中性粒细胞的趋化性受体 CXCR2 的表达，从而抑制了它们的趋化性。

丁酸酯通过下调肿瘤坏死因子–α（TNF-α）介导的人血管内皮细胞黏附分子 1 的表达，从而阻止白细胞迁移并且诱导 IL-10 介导的 Tregs 功能抑制炎症，激活 GPCR109a 促进结肠巨噬细胞和树突状细胞（DC）功能成熟，刺激转化生长因子的产生，诱导产生 Tregs 和 IL-10 的 T 细胞，DC 产生 IL-10 和视黄酸，刺激幼稚 T 细胞转化为 Tregs 并抑制促进炎症和结肠癌发生的辅助性 T 细胞 17 的产生。另外，丙酸酯和丁酸酯可以有效抑制核因子 kb（NF-kb）信号通路的活化、炎性细胞因子基因的表达及其在体外的释放，并通过下调肿瘤坏死因子–α、白细胞介素 1β（IL-1β）和 IL-6 等促炎症细胞因子发挥抗炎作用。此外，丁酸盐和乙酸盐在 DC 和 T 细胞中也起到组蛋白脱乙酰基酶抑制剂的作用，能够达到调节基因表达的目的。

（三）心血管疾病和肥胖

人们的不良饮食习惯导致了高血压、冠状动脉硬化、心力衰竭等多种心血管疾病发病率的不断攀升。由相关资料可知，我国心血管病死亡率占城乡居民总疾病死亡率的首位，特别是农村居民的心血管病死亡率大幅上升。[1] 有研究表明，膳食纤维摄入量最高的人患冠心病的风险比摄入量最低的人低 29%，每天摄入约 6 g SDF 可降低血清低密度脂蛋白胆固醇约 5.4%，降低患冠心病的风险约 9%。[2] 维持血压动态平衡是一个复杂的生理过程，其中 SCFAs 通过多种受体发挥作用。具体来说，丙酸酯通过激活 GPCR41 来降低高血压。膳食纤维改变了

---

① 胡盛寿，高润霖，刘力生，等 .《中国心血管病报告 2018》概要 [J]. 中国循环杂志，2019，34（3）：209-220.

② CAMPOS-VEGA R, OOMAH B D, VERGARA-CASTAIEDA H A.ln vivo and in vitro studies on dietary fiber and gut health: from plant to gut[M]. Chichester: John Wiley & Sons Ltd., 2017.

结肠微生物群的组成和 SCFAs 的产生，进而调节胃肠道受体，有助于控制血压。膳食纤维对血压的影响取决于其类型（不溶或可溶）、剂量与来源等。可溶性膳食纤维通常比不溶性膳食纤维具有更好的降血压作用，这种作用在年龄大、超重的老年人群体中表现得较为明显。

膳食纤维主要通过直接作用和间接作用控制机体质量。大多数 SDF 可增加肠内容物的黏度，这可能会延迟胃排空和肠道吸收。在小肠中，SDF 可能会使餐后的血糖和胰岛素反应减弱，这与饥饿反馈率的降低和随后的能量摄入有关。在一项随机、双盲、对照试验中，48 名超重或肥胖成年人（BMI ≥ 24 kg/m²，BMI 为身体质量指数）服用寡聚果糖 21 g/d，为期 12 周。结果表明，机体质量减少（1.0 ± 0.4）kg，同时减少了胃饥饿素的分泌，提高了循环胃肠肽类激素酪肽水平，减少了热量摄入，降低了血糖和胰岛素水平。[①] 目前，部分研究结果表明，肥胖人群体内的厚壁菌门和拟杆菌门比例高于瘦弱人群——厚壁菌门可将多糖转换为可吸收的单糖类和 SCFAs，产生更多可吸收的能量，从而导致肥胖。膳食纤维可增加拟杆菌门与厚壁菌门在肠道中的比例，从而避免肥胖的发生。另外，膳食纤维及其在肠道菌群的发酵产物对改变肥胖相关基因的表达起着重要作用，即膳食纤维可以通过控制基因表达来预防肥胖。

---

① CANFORA E E, JOCKEN J M, BLAAK E E. Short-chain fatty acids in control of body weight and insulin sensitivity[J]. Nature reviews endocrinology, 2015, 11(10): 577-591.

第二章　合理营养与平衡膳食

第一节　食物的营养价值分析

一、豆类及其制品

豆类品种繁多，根据其营养成分含量，大致可以分为两类：一类是大豆，即黄豆、青豆和黑豆；另一类是其他豆类，即蚕豆、豌豆、绿豆、豇豆、小豆、芸豆等。以大豆及其他豆类为原料生产出来的豆类食品被称为豆制品，是膳食中植物性优质蛋白的重要来源。

（一）豆类的营养成分

1. 蛋白质

大豆中含有 35% ～ 40% 的蛋白质，是植物性食品中含蛋白质最多的食品。大豆中的蛋白质以球蛋白为主，少量为白蛋白。它们的必需氨基酸组成除含硫氨基酸略偏低外，其他几乎与动物蛋白相似，与 WHO 的氨基酸推荐值相近，氨基酸组成接近人体需要，故大豆蛋白为优质蛋白。此外，大豆蛋白富含谷类蛋白质较为缺乏的赖氨酸，其含量是谷类中的 2.5 倍。

其他豆类中的蛋白质含量均低于大豆，一般在 20% ～ 30%。

2. 脂肪

大豆中的脂肪含量为 15% ～ 20%，不饱和脂肪酸高达 85%，饱和脂肪酸仅为 15%。大豆油易于消化吸收，并有降低血胆固醇和软化血管的作用，适宜老年人食用，是我国重要的食用油。黄豆中含有丰富的卵磷脂，而卵磷脂是颅神经组织的主要成分，对增进和改善大脑机能均有重要作用。其他豆类中脂肪含量仅为 1%。

3. 碳水化合物

大豆中碳水化合物的含量为 20% ～ 30%。其中，50% 是可供利用的淀粉、阿拉伯糖、半乳糖和蔗糖；另外 50% 是人体不能消化吸收的棉子糖和水苏糖，主要存在于大豆细胞壁中，此类物质不能被人体胃肠消化，但能在肠道细菌作用下发酵产生二氧化碳和氨，引起腹胀。

其他豆类中碳水化合物的含量十分丰富，占 50% ～ 60%，它们的主要形式是淀粉，可用于制作豆沙、粉丝等，而大豆中几乎不含淀粉。

4. 维生素

大豆中含有较丰富的维生素，每 100 g 中含胡萝卜素 0.40 mg、硫胺素 0.79 mg、核黄素 0.25 mg、尼克酸 2.1 mg。大豆中硫胺素、核黄素的含量约为米、面中含量的 3 ～ 4 倍。大豆和其他豆类中不含维生素 C，但用大豆或绿豆做成的豆芽，维生素 C 的含量却很高。

其他豆类的 B 族维生素含量远远高于谷类。

5. 无机盐与微量元素

大豆中含丰富的无机盐，钙、磷、钾含量较其他大多数植物性食品来说更高，铁、铜、锌、锰、硒等微量元素含量也很丰富。

其他豆类的微量元素含量远远高于谷类。

6. 其他成分

大豆异黄酮是一种植物雌激素，能有效延缓妇女更年期由于雌激素分泌减少而引起的骨质疏松，同时具有抗氧化、抗癌、降低胆固醇、预防心血管疾病的功效。此外，大豆皂苷可清除自由基和减少过氧化脂质，具有延缓衰老、抗过敏、抗高血压的功效。大豆磷脂有激活脑细胞、提高记忆力以及降低血胆固醇的作用。

（二）豆制品的营养价值分析

大豆制品分为非发酵豆制品和发酵豆制品。非发酵豆制品包括豆腐、豆浆、干燥豆制品（如豆腐皮、腐竹）等；发酵豆制品包括臭豆腐、豆豉、腐乳等。

对大豆经过一系列加工制成豆制品，不仅除去了大豆内的有害成分，还使大豆蛋白质的结构从密集状态变成疏松状态，从而使蛋白质分解酶容易进入分子内部，提高蛋白质的消化率，进而提高大豆的营养价值。

加工制成豆腐后蛋白质消化率由整粒大豆的 65% 提高到了 92% ～ 96%。

豆腐脑、豆腐干、豆腐丝、千张、腐竹等制品均是大豆经浸泡、磨细、过滤、加热等处理后制成的。这样会减少膳食纤维，提高蛋白质及其消化率，但会损失一部分 B 族维生素。

豆豉、豆瓣酱、腐乳（酱豆腐、臭豆腐等）等发酵豆制品是大豆经过发酵后使谷氨酸游离出来而形成的。发酵后的蛋白质被分解得更容易被人体消化吸收，同时维生素 B_2、B_{12} 的含量均有所增加，如 100 g 臭豆腐中维生素 B_{12} 的含量为 1 ～ 10 mg。

豆浆中铁的含量高于牛奶，同时含有不饱和脂肪酸，不含胆固醇。

大豆和绿豆制成的豆芽除含原有营养成分外，还可产生抗坏血酸物质。豆芽是抗坏血酸的良好来源。

此外，大豆及其他油料（如花生、葵花籽）是重要的榨油原料。榨出油后，剩下的油渣或油饼含有 20% 或更多的蛋白质。其经加工制成的蛋白质食品有以下四种。①分离蛋白质：经处理，可得到蛋白质含量 90% 的制品，可用以强化和制成各种食品。②浓缩蛋白质：蛋白质含量约 70%，其余为纤维素等不溶性成分。③组织化蛋白质：将油粕、分离蛋白质和浓缩蛋白质除去纤维素，加入各种调料或添加剂，经高温高压膨化而成。④油料粕粉：将大豆或脱脂豆粕碾碎，从而制成粒度大小不一、脂肪含量不同的各种产品。

二、谷类

谷物属于单子叶植物纲禾本科植物，常见的谷类食物有稻谷、小麦、玉米、高粱、小米、燕麦等。我国居民的膳食以谷类食物为主，居民膳食中 50% ～ 70% 的能量和 50% ～ 55% 的蛋白质由谷类供给，一些无机盐及维生素 B 族也来源于谷类。谷类中含有的营养物质如下。

（一）蛋白质

谷类中的蛋白质含量因品种、气候、地区及加工方法不同而异，一般为 7% ～ 16%，主要由谷蛋白、清蛋白、醇溶蛋白、球蛋白组成。不同谷类中各种蛋白质所占比例不同，含量最高的是醇溶蛋白和谷蛋白，其占蛋白质总量的 80% 以上。这两种蛋白质中谷氨酸、脯氨酸和亮氨酸含量较高，赖氨酸含量较低。因此，谷类蛋白营养价值低于动物性食物。各谷类食物中蛋白质的生物价：大米 77、小麦 67、大麦 64、高粱 56、小米 57、玉米 60。

由于谷类食物在膳食中所占比例较大，是膳食蛋白质的重要来源，为提高谷类蛋白质的营养价值，常采用赖氨酸进行强化或蛋白质互补的方法。例如，用 0.2%～0.3% 赖氨酸强化大米后，其蛋白质的生物价可得到明显提高。此外，可用基因调控的科技手段改良品种，改善谷类食物中蛋白质的氨基酸组成，提高其营养价值。

（二）碳水化合物

谷类中碳水化合物主要为淀粉，集中在胚乳的淀粉细胞内，含量在 70% 以上，此外还有糊精、戊聚糖、葡萄糖和果糖等。谷类淀粉是人类最理想、最经济的能量来源。

谷类中的淀粉因结构上与葡萄糖分子的聚合方式不同，可分为直链淀粉和支链淀粉，其含量因品种而异，可直接影响食用风味。例如，籼米中含直链淀粉多，米饭胀性大而黏性差，较容易被消化吸收；糯米中绝大部分是支链淀粉，胀性小而黏性强，不容易被消化吸收，因而幼儿、老人及肠胃不好的人不宜多食；粳米居两者之间。与支链淀粉相比，直链淀粉使血糖升高的幅度较小。

（三）脂肪

谷类中脂肪含量低，大米、小麦为 1%～2%，玉米和小米可达 4%，主要集中在糊粉层和胚芽。在对谷类进行加工时，其中脂肪易转入副产品中。谷物油脂成分中 80% 以上为不饱和脂肪酸，其中亚油酸含量比较丰富。脂类物质中除甘油三酯外还含有植物固醇和卵磷脂，谷物胚芽中还含有维生素 E，所以米糠油和胚芽油具有降低血清胆固醇、防止动脉粥样硬化和抗衰老的功效。

谷类中的脂肪含量虽然很低，但它具有重要的作用。它能使制品在蒸煮后产生一种香气；但在谷类的长期储存中，由于空气中氧气的作用，脂肪会发生氧化酸败现象，使谷类食品的香气逐渐减少或消失，并产生令人不快的游离脂肪酸气味。因此，游离脂肪酸值可作为粮食陈化的一个指标。

（四）矿物质

谷类中矿物质大部分集中在谷皮、糊粉层和谷胚中，胚乳中含量相对较低，所以糙米、标准面粉的矿物质含量都分别高于精白米、精白面。

矿物元素中，磷含量丰富，占谷类灰分的 50%～60%。钾、镁次之，钙含量较低，仅为磷含量的 1/10。谷物中的磷、钙、镁有一部分是以植酸钙、镁盐的形式存在的，难以被人体吸收利用，消化吸收率较低。谷物中的植酸酶可分解植酸盐，该酶在 55 ℃时活性最高。当米面在蒸煮或烘焙时，约有 60% 的植酸盐被水解。此外，谷物发酵制成面包后，大部分的植酸盐也可以被水解，有利于矿物质的吸收利用。谷类中含铁量少，通常为 1.5 ～ 3 mg/100 g。

（五）维生素

谷类是膳食维生素 B 族的重要来源。维生素 B 族中的泛酸、尼克酸、硫胺素及核黄素在谷类中的含量依次递减，且主要集中在谷胚、糊粉层中。谷类加工的精度越高，谷胚和糊粉层保留越少，维生素损失就越多。小米和黄玉米中含有少量的胡萝卜素；高粱中含有丰富的维生素 A；小麦胚和玉米胚中含有较丰富的维生素 E。谷类一般不含维生素 C、维生素 D。

玉米中的尼克酸主要以结合型存在，不易被人体利用，只有经过适当的烹调加工，如用碱处理，使之变成游离型尼克酸才能吸收利用。若不经处理，以玉米为主食的人群就容易因尼克酸缺乏而患癞皮病。

三、蔬菜和水果

蔬菜和水果种类繁多，是人们日常生活中不可缺少的食物，是膳食的重要组成部分。蔬菜和水果中碳水化合物、无机盐和某些维生素（维生素 C 和胡萝卜素）的含量均很丰富，而蛋白质和脂类的含量很低。此外，蔬菜、水果中含有各种有机酸、芳香物质和色素等成分，它们具有良好的感官性状，对增进食欲、促进消化、维持肠道正常功能、丰富膳食的多样化具有重要作用。蔬菜、水果的营养价值分析如下。

（一）水分

一般蔬菜中含有 65% ～ 95% 的水分，鲜果中含有 73% ～ 90% 的水分，干果中含有 3% ～ 4% 的水分。含水量是衡量蔬菜、水果鲜嫩程度的重要特征。蔬菜、水果新鲜无腐败时，营养价值较高。

（二）碳水化合物

蔬菜和水果所含的碳水化合物包括可溶性糖、淀粉及膳食纤维。可溶性糖主要有果糖、葡萄糖、蔗糖，其次为甘露糖、甘露醇和阿拉伯糖等。

蔬菜类以胡萝卜、番茄、甜薯、洋葱、南瓜含糖量较高，为 2.5% ～ 12%；一般蔬菜，如青椒、黄瓜、洋白菜等仅含糖 1.5% ～ 4.5%。含淀粉较多的蔬菜有藕、芋头、薯类等，马铃薯的淀粉含量可达 24%，甘薯可达 30% 左右。块茎、块根蔬菜的含糖量随着成熟度的增高而下降。

水果含糖较蔬菜多，但因其品种不同，含糖种类和数量有较大差异。水果中仁果类（苹果、梨）以果糖为主，葡萄糖和蔗糖次之；浆果类（葡萄、草莓、猕猴桃）主要是葡萄糖和果糖；核果类（桃、杏）、柑橘类则蔗糖含量较多。葡萄的含糖量可高达20%以上，柠檬的含糖量仅为0.5%，苹果含糖量为6%～10%，西瓜含糖量为5.5%～12%，甜瓜含糖量为2%～18%。未成熟的果品中一般都含有较多的淀粉，随着果品的成熟，淀粉逐渐水解为糖。葡萄、柑橘及核果类果品成熟后淀粉完全消失；苹果和梨成熟后仍残存1%～1.5%的淀粉，但储藏一段时间后也会完全转变成糖；香蕉在成熟过程中淀粉含量由20%降到5%，而糖的含量由8%增至17%。水果中含淀粉最多的是生香蕉，为18%。

蔬菜、水果所含的纤维素、半纤维素、木质素和果胶是膳食纤维的主要来源，它们不参与机体代谢，但可以促进肠蠕动，利于通便，减少或阻止胆固醇等物质的吸收，有益于健康。水果中含果胶较多，对果酱、果冻的加工有重要意义。

（三）维生素

新鲜蔬菜、水果是维生素C、胡萝卜素、维生素B_2和叶酸的重要来源。一般在代谢旺盛的蔬菜的叶、花、茎内维生素C含量丰富，与叶绿素的分布平行。一般深绿色蔬菜中维生素C含量较浅色蔬菜高；叶菜中维生素C含量较瓜菜高，如苋菜中维生素C含量为47 mg/100 g，小白菜为28 mg/100 g，黄瓜为9 mg/100 g。水果中维生素C含量丰富的为鲜枣，每100 g鲜枣中含300 mg左右的维生素C，其次分别是猕猴桃（130 mg）、山楂（90 mg）、柑橘（40 mg），苹果、梨、桃的维生素C含量不高，刺梨、沙棘等野生果中维生素C含量比一般水果高十倍至数十倍。

胡萝卜素呈橙黄色，主要与叶绿素、叶黄素等共存于细胞的叶绿体中。胡萝卜素主要存在于植物的块根、块茎和果实中，因此具有绿、黄、橙等色泽的蔬菜、水果均含有较丰富的胡萝卜素，尤其是深色的蔬菜，如韭菜、苋菜、黄色胡萝卜、菠菜、葛笋叶中胡萝卜素的含量都在2 mg/100 g以上；黄色水果，如芒果（8.0 mg/100 g）、沙棘（20 mg/100 g）、橘子（5.1 mg/100 g）、李子（1.8 mg/100 g）及枇杷（1.5 mg/100 g）等胡萝卜素含量都很高。

核黄素一般在绿叶蔬菜中含量较多，每100 g蔬菜含0.1 mg左右，如雪里蕻、塌棵菜、油菜、蕹菜、菠菜、萝卜缨、苋菜、青蒜、四季豆和毛豆等。

维生素的含量既与蔬菜、水果的品种、栽培条件有关，也因其成熟程度和结构部位不同而异。例如，野生蔬菜、水果的维生素 C 含量高于栽培的；露地栽培的又高于保护地栽培的；在成熟的番茄中，维生素 C 和胡萝卜素的含量均高于未成熟的；苹果表皮中维生素 C 的含量要高于果肉中的；在胡萝卜直根的顶部和外围组织中的胡萝卜素高于髓部和直根下部的。

某些野菜含有丰富的胡萝卜素、维生素 B_2、维生素 C 和叶酸。

野果的特点是富含维生素 C 及胡萝卜素。

（四）无机盐

蔬菜、水果中含有丰富的无机盐，如钙、磷、铁、钾、钠、镁、铜等，是膳食中无机盐的主要来源。新鲜蔬菜中的叶菜花类的无机盐含量为 0.5% ～ 2.3%，茎菜类为 0.3% ～ 2.8%，根菜为 0.6% ～ 1.1%，果菜为 0.3% ～ 1.7%。水果中浆果类为 0.2% ～ 2.9%，仁果、柑橘为 0.2% ～ 0.9%，坚果类为 1.1% ～ 3.4%，瓜类为 0.2% ～ 0.4%。

蔬菜、水果中的无机盐对维持人体体液酸碱平衡十分重要。正常人血液的 pH 值为 7.35 ～ 7.45。人类膳食中许多食物，如粮谷类、肉类、鱼类、蛋类等富含蛋白质、碳水化合物与脂肪。这些物质中含硫、磷、氯等元素较多，在人体内经过代谢后，最终产物呈酸性，故被称为酸性食品。大多数蔬菜和水果中由于含有较多的钾、钠、钙、镁等金属元素，在人体内经过代谢后，最终产物呈碱性，故被称为碱性食品。只有每日膳食中酸性和碱性食品保持一定的比例，才能维持人体正常的 pH 值。

多数绿叶菜中含铁量为 1 ～ 2 mg/100 g，含钙量一般约 100 mg/100 g。某些绿叶蔬菜中的钙、铁等元素虽含量丰富，但由于同时含有草酸，影响人体对其本身所含钙和铁的吸收。因此，其吸收利用率均低于动物性食品。如果在食用这类蔬菜的同时食用含钙和铁丰富的食物，不仅会影响其本身所含钙和铁的吸收，还会影响其他食物中钙和铁的吸收，使钙和铁的吸收利用率降低。因此，在选择蔬菜时，不能只考虑钙的绝对含量，还应注意草酸的含量。

草酸是一种有机酸，能溶于水，故食用含草酸多的蔬菜时，可先在开水中焯一下，去除部分草酸，以利于钙、铁的吸收。

某些野菜含钙、铁也较多。

（五）芳香物质、色素和有机酸

蔬菜和水果中常含有各种芳香物质和色素，其使食品具有特殊香味和颜色，可赋予蔬菜和水果以良好的感官性状。

蔬菜和水果中的各种芳香物质的主要成分为醇、酯、醛和酮等，一般是油状挥发性有机化合物，俗称精油。有些芳香物质是以糖苷或氨基酸状态存在的，必须经过酶的分解作用才具有香味，如蒜氨酸本身是无味的，经蒜氨酸酶分解产生蒜油才有香味。芳香物质赋予食物的香味能刺激食欲。

果实中普遍含有挥发性芳香油。由于成分不同，各种果实表现出特有的芳香气味。例如，柑橘中有柠檬醛、癸醛、松油醇，含油量为 1.2% ～ 2.5%；香蕉中含丁酸戊酯、乙酸异戊酯；苹果中含有醋酸戊酯和微量苹果油。姜的挥发性物质是姜酮，大蒜的气味来自硫化二丙烯。

蔬菜和水果中的各种不同的色素物质分为三大类，即酚类色素、吡咯色素、多烯色素。例如，可以从叶绿素、叶黄素、类胡萝卜素、花青素、姜黄素中提取天然色素，但这些色素在加热、光照等条件下容易褪色或变色。果蔬本身固有的色泽是其品种的特征，是鉴定果实品质的重要指标。

蔬菜和水果中含有有机酸，一般蔬菜均含有草酸，如菠菜、竹笋、苋菜等含有较多的草酸。草酸有一定涩味，会影响口感且不利于钙、铁的吸收。水果中的有机酸以苹果酸、柠檬酸和酒石酸为主，此外还有乳酸、琥珀酸、延胡索酸，它们与其所含的糖配合形成特殊的水果风味。有机酸因水果种类、品种和成熟度不同而异。柑橘类和浆果类的柠檬酸含量丰富，未成熟果实中琥珀酸和延胡索酸含量较多。

有机酸一方面能够刺激消化液的分泌，有助于食物的消化；另一方面能够保持食品适当的酸度，防止维生素 C 被分解破坏。

（六）其他

某些蔬菜和水果中含有消化酶，如萝卜中含有淀粉酶，生食时有助于淀粉的消化；菠萝和无花果中含有蛋白酶，生食可促进蛋白质的消化。

蔬菜和水果中含有多种生物类黄酮，如洋葱、大葱、芹菜、羽衣甘蓝中含有丰富的槲皮黄酮；柑橘中黄烷酮含量丰富；甜菜、茄子、红皮马铃薯、葡萄、杏、樱桃等食物中含有花青苷；桃、葡萄、苹果等含儿茶素。它们均为天然抗氧化剂，能维持微血管的正常功能，保护维生素 C、维生素 A、维生素 E 等不被氧化破坏，并能抑制细菌繁殖，被人体食用后能增强人体抗病能力。

大蒜中含有植物杀菌素和含硫化合物，具有抗菌消炎、降低血清胆固醇的作用。

大多数果实中都含有单宁。生柿子中的单宁含量很高，每 100 g 果肉中含单宁 0.5 ～ 2 g，其他果实单宁含量为 0.1% ～ 0.4%。单宁极易被氧化，氧化后会产生褐色物质；单宁含量越高，与空气接触时间越长，变色就越深。单宁含量与果实的成熟度有关，未成熟的果实单宁含量高。蔬菜中单宁含量很少，但对风味有很大影响。单宁对蛋白质的消化以及对钙、铁和锌等无机盐的吸收会产生不利影响。

四、蛋类

蛋类主要包括鸡、鸭、鹅、鹌鹑、火鸡、鸵鸟等的蛋及其加工制成的蛋制品，如皮蛋、咸蛋、糟蛋、冰蛋、干全蛋粉、干蛋白粉、干蛋黄粉等。蛋类的营养素含量丰富，营养价值高，是提供优质蛋白质的重要食物来源之一。

各种蛋的宏量营养素有共同之处，含量总体上基本稳定，但微量营养成分因受到品种、饲料、季节等多方面因素的影响而不同。蛋类的主要营养成分如下。

（一）蛋白质

蛋类中的蛋白质含量为 12% ～ 14%。蛋清中的蛋白质为胶状水溶液，主要包括含磷的卵清蛋白和卵黏蛋白等。蛋黄中的蛋白质主要是与脂类结合的卵黄磷蛋白和卵黄球蛋白。鸡蛋中含有人体所需的多种氨基酸，氨基酸组成模式与合成人体组织蛋白所需模式最接近，容易被消化吸收，因此其生物价高达 94。全蛋蛋白质几乎能被人体完全吸收利用，是食物中最理想的优质蛋白质。在进行各种食物蛋白质的营养质量评价时，常以鸡蛋全蛋蛋白质作为参考蛋白。

（二）脂类

蛋类脂肪主要存在于蛋黄中，其中大部分为中性脂肪，占 62% ～ 65%，磷脂占 30% ～ 33%。蛋黄的中性脂肪中，油酸最为丰富，约占 50%，10% 是亚油酸，其余是硬脂酸、棕榈酸和棕榈油酸，花生四烯酸含量甚微。蛋黄中富含卵磷脂和脑磷脂。卵磷脂能促进脂溶性维生素的吸收，是天然的优质亲油型乳化剂，可以乳化、分解油脂，能将附着在血管壁上的胆固醇和脂肪乳化成微粒子，使之溶于血液中运回肝脏而被代谢，起到软化血管、改善血清脂质、降低血胆固醇的作用，从而降低血液黏稠度，进而防治冠心病、高血压、心肌梗死、脑血栓、脑出血、动脉硬化等疾病。

蛋黄的胆固醇含量极高，其中鹅蛋黄中胆固醇含量最高，达 1 696 mg/100 g，其次是鸭蛋黄，鸡蛋黄略低，为 1 510 mg/100 g，鹌鹑蛋黄最低。加工成咸蛋或松花蛋后，其胆固醇含量无明显变化。

（三）碳水化合物

蛋中的碳水化合物含量较低，为 1%～3%，其中一部分与蛋白质相结合而存在，含量为 0.5% 左右；另一部分以游离的形式存在，含量约 0.4%。后者中98% 为葡萄糖，其余为微量的果糖、甘露糖和核糖等，这些微量的葡萄糖是制作蛋粉过程中发生美拉德反应的原因之一，因此在对蛋粉进行干燥之前须采用葡萄糖氧化酶除去蛋中的葡萄糖，使其在加工储藏过程中不发生褐变。

（四）矿物质

蛋中的矿物质主要存在于蛋黄部分，蛋清部分含量较低。蛋黄中含矿物质1.0%～1.5%，其中钙、磷、铁、锌、硒等含量丰富。蛋中含铁量较高，但由于卵黄高磷蛋白对铁的吸收具有干扰作用，蛋黄中铁的生物利用率较低，仅为3% 左右。

蛋中的矿物质含量受饲料因素影响较大，因此通过调整饲料成分，就可使某种矿物质在蛋黄中积累，从而增加其含量。目前市场上已有富硒蛋、富碘蛋、高锌蛋、高钙蛋等特种鸡蛋或鸭蛋销售。

（五）维生素

蛋中维生素含量十分丰富，且品种较为齐全，包括所有的维生素 B 族、维生素 A、维生素 D、维生素 E、维生素 K 和微量的维生素 C。其中，绝大部分的维生素 A、维生素 D、维生素 E 和大部分维生素 B_1 都存在于蛋黄中。总体而言，蛋中的维生素含量会受到品种、季节和饲料的影响，但鸭蛋和鹅蛋的维生素含量高于鸡蛋。

五、奶及奶制品

奶类是指哺乳动物的乳汁，是一种营养成分齐全、组成比例适宜、容易被人体消化吸收、营养价值高的天然食物。奶类主要向人们提供优质蛋白质、维生素 A、核黄素和钙，其中经常被食用的是牛奶和羊奶。奶类经浓缩、发酵等工艺后可制成奶制品，如奶粉、酸奶、奶酪、炼乳等。

（一）奶的营养成分

奶是一种由水、蛋白质、脂肪、碳水化合物、各种矿物质、维生素等组成的复杂乳胶体。奶的水分含量为 86% ～ 90%，因此它的营养素含量较其他食物低。

1. 蛋白质

奶中的蛋白质含量比较稳定，通常情况下，牛奶中为 3.0% ～ 3.5%，羊奶中的含量为 1.5%，牦牛奶和水牛奶中的含量则 > 4%。牛奶的蛋白质主要由近 80% 的酪蛋白和约 20% 的乳清蛋白组成。酪蛋白属于结合蛋白，与钙、磷等结合，形成酪蛋白钙 - 磷酸钙复合胶粒，以胶体悬浮液的状态存在于牛奶中。酪蛋白对酸敏感，在 20 ℃下调节其 pH 值至 4.6，其在等电点时会凝结沉淀。乳清蛋白主要包括 β -乳球蛋白、α -乳清蛋白以及少量血清蛋白、免疫球蛋白、乳铁蛋白和转铁蛋白。乳清蛋白属热敏性蛋白，受热时易发生凝固。乳球蛋白与机体免疫有关。奶中的蛋白质消化吸收率为 87% ～ 89%，生物价为 85，其必需氨基酸比例也符合人体需要，属于优质蛋白质。

2. 脂类

乳脂肪是乳的重要组成部分，在乳中的含量为 2.8% ～ 4.0%。乳中磷脂含量为 20 ～ 50 mg/100 mL，胆固醇含量约为 13 mg/100 mL。水牛乳脂肪含量在各种乳类中最高，为 9.5% ～ 12.5%。由于饲料的不同、季节的变化，乳中的脂类成分也略有变化。与其他动物性食品相比，乳脂肪以微粒状的脂肪球分散在乳液中，其脂肪酸组成复杂，达 400 多种，含有一定量的水溶性、挥发性中短链脂肪酸（如丁酸、己酸、辛酸，其中丁酸是反刍动物特有的脂肪酸）。这种组成特点赋予了乳脂肪柔润的质地和特有的香气，而且容易被消化吸收，因此对患有消化道疾病、肝疾病、肾疾病的患者来说，乳脂肪优于其他油脂。

3. 碳水化合物

奶类中碳水化合物的含量为 3.4% ～ 7.4%，其中人乳中含量最高，为 7.0%；羊奶居中，为 5.4%；牛奶最少，为 3.4%，主要以乳糖形式存在。乳糖能促进钙等矿物质的吸收，也为婴儿肠道内双歧杆菌生长所必需，所以对幼小动物的生长发育具有特殊的意义。但对部分不经常饮奶的成年人来说，体内乳糖酶的活性过低，大量食用奶制品后可能引起乳糖不耐受症的发生。用固定化乳糖酶将乳糖水解为半乳糖和葡萄糖可以解决乳糖不耐受的问题，同时可以增加牛奶的甜度。

4. 矿物质

奶中的矿物质含量为 0.7% ～ 0.75%，主要包括钠、钙、磷、铁、铜、锌、钾、碘、硫、镁等多种人体必需的矿物质，这些矿物质大部分与有机酸结合形成盐类，少部分与蛋白质结合或吸附在脂肪球膜上。奶中的矿物质含量因品种、饲料、泌乳期等因素而有差异，初乳中含量最高，常乳中含量略有下降。牛奶中钙含量丰富，达 104 mg/100 mL。成年人每人每日钙的推荐摄入量为 800 mg，孕妇、乳母、老年人需要更多的钙。每天饮用 250 mL 牛奶可以获得大约 250 mg 钙，相当于推荐摄入量的 1/3 左右，同时乳中的钙具有较高的生物利用率，为膳食中最好的天然钙来源。

5. 维生素

奶类是维生素的重要来源，含有几乎所有种类的维生素，包括维生素 A、维生素 D、维生素 E、维生素 K 及各种 B 族维生素和微量维生素 C。只是这些维生素含量差异很大。总体来说，牛奶是 B 族维生素尤其是维生素 B_2 的良好来源。B 族维生素主要由牛瘤胃中的微生物产生，环境影响因素少；叶酸含量受季节影响；维生素 D 含量与光照时间有关；维生素 A 和胡萝卜素含量与饲料关系密切。此外，放牧期牛奶中维生素 A、维生素 D、胡萝卜素和维生素 C 含量较冬春季在栅内饲养的明显增多。

脂溶性维生素存在于牛奶的脂肪中，水溶性维生素则存在于乳清（除去乳脂肪和酪蛋白后的水相被称为乳清）中。乳清呈现的淡黄绿色即为维生素 B_2 的颜色。脱脂奶的脂溶性维生素含量随着脂肪的去除而显著下降，必要时需要进行营养强化。

（二）奶制品的营养价值分析

奶制品主要包括液态奶、奶粉、炼乳、酸奶、奶酪等。因加工工艺不同，奶制品的营养成分有很大差异。

1. 液态奶

液体奶分为巴氏杀菌奶和灭菌奶。前者消毒温度在 100 ℃以下，只能短期存放；后者包括超高温灭菌乳（135 ℃保持 1 ~ 2 s）和保持灭菌乳（灌装密闭后，110 ℃以上保持 15 ~ 40 min）两类，能够达到商业无菌水平，可在室温下保存 6 个月。两种纯牛奶的质量标准都要求蛋白质含量不低于 2.9%。灭菌调味乳的蛋白质含量不低于 2.3%，脂肪含量一般比纯牛奶低 0.2% ~ 0.5%。牛奶的消毒处理对营养价值影响不大，其蛋白质、乳糖、矿物质等营养成分基本与原料乳相同，仅 B 族维生素和维生素 C 有所损失。

2. 奶粉

鲜奶经脱水干燥制成的粉状物质即为奶粉。根据食用要求，奶粉可分为全脂奶粉、脱脂奶粉和调制奶粉等。

一般来讲，全脂奶粉蛋白质等的成分是液态奶的 7 ~ 8 倍，调制奶粉是液态奶的 5 倍左右。

脱脂奶粉是将鲜奶脱去脂肪，再经上述方法制成的奶粉。脱脂奶粉的脂肪含量为 1.3%，其脂溶性维生素损失较多，主要供腹泻婴儿及需要少油膳食的患者食用。

调制奶粉（母乳化奶粉）是以牛奶为基础，参照人乳组成的模式和特点，进行调整和改善，使其更适合婴幼儿的生理特点和需要的奶粉。

3. 炼乳

炼乳为浓缩奶的一种，种类较多，按其成分可分为淡炼乳、甜炼乳、全脂炼乳和脱脂炼乳，若添加维生素 D 等营养物质可制成各种强化炼乳。目前，市场上的炼乳主要是淡炼乳和甜炼乳。

淡炼乳是新鲜奶经低温真空浓缩，除去约 2/3 的水分后灭菌而制成的。因受加工的影响，维生素 B_1 受到一定损失，因此常用维生素对其加以强化。按适当比例稀释后，淡炼乳的营养价值与鲜奶相同，适合婴儿和对鲜奶过敏者食用。

甜炼乳是在鲜奶中加入约 16% 的蔗糖后，经减压浓缩到原体积的 40% 而制成的。其糖含量在 45% 左右，可利用渗透压的作用抑制微生物的繁殖。其因糖分含量过高，需要用大量水冲淡，从而会造成蛋白质等营养成分相对降低，不宜供婴儿食用。

4. 酸奶

酸奶根据口味常分为三种：纯酸奶是以鲜牛奶或奶粉为原料，经过预处理，然后接种纯培养的保加利亚乳杆菌和嗜热链球菌作为发酵剂，并保温一定时间产生乳酸而使酪蛋白凝结的成品；调味酸奶指添加了糖或调味剂等辅料的酸奶；果味酸奶指添加了天然果料等辅料的酸奶。

牛奶经乳酸菌发酵后，其中的乳糖变成乳酸，游离氨基酸和肽增加，蛋白质凝固，脂肪不同程度地水解，形成独特的风味。酸奶中的维生素 A、维生素 B_1、维生素 B_2 含量与鲜奶相似，但叶酸含量增加 1 倍。酸度的增加有利于维生素的保存。乳酸菌中的乳酸杆菌和双歧杆菌为肠道益生菌，其在肠道的生长繁殖可以抑制肠道腐败菌的生长繁殖，调整肠道菌群，防止腐败胺类物对人体产生不利的影响，对维护人体的健康有重要作用。酸奶适合消化功能不良的婴幼儿、老年人，并能使成人原发性乳糖酶缺乏者的乳糖不耐受症状减轻。

5. 奶酪

奶酪又名干酪，为一种营养价值很高的发酵乳制品，是在原料乳中加入适量的乳酸菌发酵剂或凝乳酶，使蛋白质发生凝固，并加盐压榨排出乳清之后的产品。奶酪中富含蛋白质和脂肪，品种超过 2 000 种。

奶酪是具有极高营养价值的奶制品，其蛋白质大部分为酪蛋白，经过凝乳酶或酸作用形成凝块。但也有一部分白蛋白和球蛋白包含于凝块之中。经过发酵，奶酪中还含有肽类、氨基酸和非蛋白氮等成分。大部分奶酪中的蛋白质包裹的脂肪成分较多，占奶酪固形物的 45% 以上，而脂肪在发酵中的分解产物使奶酪具有特殊的风味。奶酪在制作过程中大部分乳糖随乳清流失，少量在发酵中起到促进乳酸发酵的作用，对抑制杂菌的繁殖很有意义。

奶酪含有原料牛奶中的各种维生素，其中脂溶性维生素大多保留在蛋白质凝块中，而水溶性维生素部分有所损失，但最后其含量只是略低于原料牛奶。不过，原料奶中的微量维生素 C 几乎全部损失。奶酪的外皮部分 B 族维生素含量高于中心部分。

六、水产类和肉类

（一）水产类

作为食物资源的水产动物种类繁多，全世界仅鱼类就有近 3 万种，海产鱼类超过 1.6 万种。水产食用资源与人类饮食关系密切，从巨大的鲸鱼到小虾，许多都具有丰富的营养价值，这些丰富的海洋资源作为高生物价的蛋白、脂肪和脂溶性维生素的来源，在人类的食物营养领域具有重要作用。可供人类食用、具有营养价值的水产品主要包括鱼类、甲壳类、软体类。

1. 鱼类营养价值分析

按照鱼类的生活环境，鱼可以分为海水鱼（如鲱鱼、鳕鱼等）和淡水鱼（如鲤鱼、鲑鱼等）。根据生活的海水深度，海水鱼又可以分为深水鱼和浅水鱼。按体形分，鱼可以分为圆形（如鳕鱼）和扁形（如大菱鲆、太平洋鲽鱼）两种。

（1）蛋白质。海水鱼和淡水鱼一般肌肉蛋白质含量为 15% ～ 25%，平均为

18%，主要分布于肌浆和肌基质。肌浆主要含肌凝蛋白、肌溶蛋白、可溶性肌纤维蛋白、肌结合蛋白和球蛋白；肌基质主要包括结缔组织和软骨组织，含有胶原蛋白和弹性蛋白。鱼类肌纤维细短，间质蛋白少，组织中水分含量高，所以鱼肉软而细嫩，较畜、禽肉更容易被人体消化。除蛋白质外，鱼类还含有较多的含氮化合物，主要有游离氨基酸、肽、胺类、胍、季胺类化合物、嘌呤类和脲等。氨基酸组成中，色氨酸含量偏低。存在于鱼类结缔组织和软骨中的含氮浸出物主要为胶原和黏蛋白，加水煮沸后溶出，冷却后易成为凝胶状物质。

（2）脂类。鱼类脂肪含量为 1% ~ 10%，平均含量为 5%，主要存在于皮下和脏器周围，肌肉组织中含量较少。脂类含量与品种、生长季节、部位等有关，如鳗鱼、鲱鱼、金枪鱼达 16% ~ 26%，鳕鱼仅为 0.5%。

鱼类脂肪多由不饱和脂肪酸组成（占 80%），熔点较低，常温下呈液态，消化吸收率达 95%，是人体必需脂肪酸的重要来源。鱼类脂肪中不饱和脂肪酸碳链较长，碳原子数有 14 ~ 22 个，不饱和双键有 1 ~ 6 个，多为 n-3 系列，如二十碳五烯酸（EPA）和二十二碳六烯酸（DHA），具有降低血脂、防治动脉粥样硬化的作用。EPA 和 DHA 在动物体内可以由亚麻酸转化而来，但是非常缓慢，在一些海水鱼类和藻类中则可以大量转化。近代流行病学调查发现，格陵兰岛爱斯基摩人以及日本沿海地区居民的冠心病、脑血栓及动脉粥样硬化等循环系统的疾病发病率低。究其原因，与他们长期食用含有高度不饱和脂肪酸（如 EPA、DHA）的鱼类有关。大量研究表明，EPA、DHA 之所以对动脉粥样硬化等循环系统疾病具有防治作用，是因为它们抑制了内源性胆固醇及内源性甘油三酯的合成，从而减少了血清总胆固醇、甘油三酯、低密度脂蛋白及极低密度脂蛋白（它们均为致动脉硬化因子）。此外，它们能明显增加卵磷脂 - 胆固醇酰基转移酶、脂蛋白脂肪酶的活性和抑制肝内皮细胞酯酶的活性，从而使高密度脂蛋白（抗动脉硬化因子）升高。另外，EPA、DHA 还可通过减少内源性胆固醇的合成，进而降低血液的黏度。

EPA 和 DHA 在鱼体内的合成很少，主要是由海水中的浮游生物和海藻类合成的，经过食物链进入鱼体内，并以甘油三酯的形式储存。两者在低温下呈液态，因此在深海冷水鱼中含量较高。研究发现，大型洄游性鱼的眼窝脂肪中含有高浓度的 DHA，其含量占总脂肪酸的 30% ~ 40%。与不饱和脂肪酸的高含量相反，鱼类体内抗氧化物质维生素 E 的含量很低，因此鱼油在储藏过程中易氧化。

（3）碳水化合物。鱼类碳水化合物的含量较低，约为 1.5%。有些鱼，如鲍鱼、银鱼，不含碳水化合物。碳水化合物主要以糖原形式储存于肌肉和肝脏中。糖原含量与致死方式有关，即捕即杀者糖原含量高，而挣扎疲劳后死去的鱼类由于糖原消耗，糖原含量降低。除糖原外，鱼体内还含有黏多糖。这些黏多糖又分为有硫酸基的硫酸化多糖和无硫酸基的非硫酸化多糖，前者有硫酸软骨素、硫酸角质素等，后者有透明质酸、软骨素等。

（4）矿物质。鱼类体内矿物质含量为 1%～2%，其中锌含量极为丰富，钙、钠、氯、钾、镁等含量也较多。鱼体内矿物质中钙的含量多于禽肉，但钙的吸收率较低。海产鱼的钙含量比淡水鱼高；海产鱼富含碘（100～1 000 μg/kg），淡水鱼含碘量仅为 50～400 μg/kg。

（5）维生素。鱼油和鱼肝油是维生素 A、维生素 D 的重要来源，维生素 E 的一般来源。多脂的海鱼肉中也含有一定数量的维生素 A、维生素 D，维生素 B_1、维生素 B_2、烟酸含量也较高，维生素 C 含量很低。一些生鱼制品含硫胺素酶和催化硫胺素降解的蛋白质，因此大量食用生鱼可能造成维生素 B_1 的缺乏。

2. 甲壳类及软体类营养价值分析

甲壳类水产品主要有虾和蟹。虾、蟹的肉质结构同鱼类一样，为横纹肌。蟹肉营养丰富，内含蛋白质、脂肪、维生素 A、维生素 B_1、维生素 B_2、烟酸、钙、磷、铁及谷氨酸、甘氨酸、脯氨酸、组氨酸、精氨酸等多种氨基酸和微量的胆固醇。甲壳类特有的甘味主要来自其肌肉中较多的甘氨酸、丙氨酸、脯氨酸及甜菜碱等甜味成分。甲壳类水产品的壳中含有甲壳质。虾和蟹的甲壳中蛋白质含量为 25%，碳酸钙为 40%～45%，甲壳质为 15%～20%。甲壳质是唯一的动物性膳食纤维物质，具有多方面的生理活性。研究发现，甲壳质不仅具有降低胆固醇、调节肠内代谢和血压的生理功效，还具有排除体内重金属毒素的作用。

软体类水产品按其形态的不同，可分为双壳类和无壳类两大类。双壳类软体动物现存种类为 1.1 万种，其中 80% 生活于海洋中，如常见的蛤类、牡蛎、贻贝、扇贝等属于此类；无壳类软体动物包括章鱼、乌贼等海洋软体动物，其中酪氨酸和色氨酸的含量比牛肉和鱼肉都高。某些软体动物脂肪、碳水化合物含量普遍较低，矿物质含量丰富，以硒最为突出，其次是锌。在贝类肉质中还含有丰富的牛磺酸，贝类中牛磺酸的含量普遍高于鱼类，其中尤以海螺、毛蛤和杂色蛤中含量最高，为 500～900 mg/100 g。

（二）肉类

肉类是指来源于热血动物且适合人类食用的所有部分的总称，主要包括畜肉和禽肉两种，是人们膳食中常见的动物性食物，具有很高的营养价值。它能提供给人体丰富的优质动物性蛋白质、脂肪、脂溶性维生素、B 族维生素和矿物质，经适当加工烹调后味道鲜美，容易被消化吸收，且热量较高，饱腹感强，是人类的重要食品。肉类不仅包括动物的骨骼肌肉，还包括许多可食用的器官和脏器组织，如心、肝、肠、肺、肾、舌、脑、皮等。肉中的营养素分布因动物的种类、年龄、肥瘦程度及所用部位等不同而呈显著差异。畜肉包括猪肉、牛肉、羊肉和兔肉等，禽肉包括鸡肉、鸭肉和鹅肉等。

1. 畜肉类营养价值分析

畜肉类是指猪、牛、羊等牲畜的肌肉、内脏、头、蹄、骨、血及其制品。其主要提供蛋白质、脂肪、无机盐和维生素等营养素。肥瘦不同的肉中脂肪和蛋白质的变动较大，动物内脏脂肪含量少，蛋白质、维生素、无机盐和胆固醇含量较高。

（1）蛋白质。畜肉类蛋白质含量为 10% ～ 20%，大部分存在于肌肉组织中。按照在肌肉组织中存在的部位不同，蛋白质可分为肌浆中的蛋白质（占 20% ～ 30%）、肌原纤维中的蛋白质（占 40% ～ 60%）、间质蛋白（占10% ～ 20%）。

畜肉类蛋白质为完全蛋白质，含有充足的人体必需氨基酸，而且在种类和比例上接近人体需要，容易被消化吸收，所以其蛋白质营养价值很高，为利用率高的优质蛋白质。但存在于结缔组织中的间质蛋白主要是胶原蛋白和弹性蛋白，由于其必需氨基酸组成不平衡，如色氨酸、酪氨酸、蛋氨酸含量很少，蛋白质的利用率低。

牲畜类动物的心、肝、肾等内脏器官的蛋白质含量较高，脂肪含量较少。不同内脏的蛋白质含量也存在差异，肝脏含蛋白质较高，为 18% ～ 20%，心、肾的蛋白质含量则为 13% ～ 17%。

牲畜类动物的皮肤和筋腱主要由结缔组织构成。结缔组织的蛋白质含量为35% ～ 40%，其中绝大部分为胶原蛋白和弹性蛋白，而因为胶原蛋白和弹性蛋白缺乏色氨酸和蛋氨酸等人体必需氨基酸，所以其均为不完全蛋白质。以猪皮和筋腱为主要原料的食品，其营养价值较低，需要和其他食品搭配食用，以补充必需氨基酸。

骨是一种坚硬的结缔组织，其中的蛋白质含量约为 20%，这里面骨胶原占有很大比例，其为不完全蛋白质。骨可被加工成骨糊添加到肉制品中，以充分利用其中的蛋白质。

此外，畜肉中含有可溶于水的含氮浸出物，包括肌凝蛋白原、肌肽、肌酸、肌苷、嘌呤、尿素和氨基酸等非蛋白含氮浸出物，是畜肉主要的呈味物质，可使肉汤具有鲜味，且其在成年动物中的含量较幼年动物高。

（2）脂肪。畜肉类脂肪含量因品种、年龄、肥瘦程度及部位不同有较大差异，肥瘦型畜肉脂肪含量一般为 4% ～ 37%，而肥肉的则高达 90%。例如，在畜瘦肉中，猪瘦肉脂肪含量最高为 6.2%，羊肉次之为 3.9%，牛肉最低为 2.3%。畜肉类脂肪以饱和脂肪酸为主，熔点较高，其主要成分为甘油三酯、胆固醇、游离脂肪酸和少量卵磷脂。胆固醇多存在于肥肉和内脏中。肥肉中的胆固醇含量为 109 mg/100 g，内脏约为 200 mg/100 g，而脑中胆固醇含量最高，约为 2 571 mg/100 g。

（3）碳水化合物。畜肉类中的碳水化合物主要以糖原的形式存在于肌肉和肝脏中，含量极少。其含量与动物的营养及健壮情况有关。瘦猪肉的含量为 1% ～ 2%，瘦牛肉为 2% ～ 6%，羊肉为 0.5% ～ 0.8%，兔肉为 0.2% 左右。屠宰前动物若处于饥饿、疲劳状态，体内糖原的累积会减少；动物宰后在放置过程中会因酶的分解作用而使糖原含量进一步下降，乳酸相应增高，pH 逐渐降低。在正常情况下，宰后 24 h 猪肉的 pH 值可降至 5.8。

（4）矿物质。畜肉矿物质含量一般为 0.8% ～ 1.2%，内脏中的含量高于瘦肉，瘦肉高于肥肉。畜肉类含铁和磷较多，铁多以血红素铁的形式存在，不受食物中其他因素的影响，生物利用率高达 20% ～ 25%，是膳食铁的良好来源。猪肝中铁含量最高，达 22.6 mg/100 g，是最佳的补铁性食品之一。此外，畜肉还含有较多的磷、硫、钾、铜等。钙在畜肉中的含量较低，一般为 7 ～ 11 mg/100 g，但吸收利用率较高。

（5）维生素。畜肉可提供多种维生素，其中 B 族维生素含量丰富，而肝脏中富含维生素 A 和维生素 B_2，如牛肝和羊肝中维生素 A 的含量最高，猪肝中维生素 B_2 含量最高。

2. 禽肉类营养价值分析

禽肉包括鸡、鸭、鹅、鸽、鹌鹑、鸵鸟、火鸡等的肌肉、内脏及其制品。禽肉的营养价值与畜肉相似，只是禽肉的脂肪含量相对较少，20% 左右为亚油酸，且熔点低（23～40℃），容易被消化吸收。禽肉蛋白质含量较高，氨基酸组成接近人体需要，尤其是鸡肉中的赖氨酸含量比猪肉高10%以上，对于以谷类为主食的人群而言，鸡肉无疑是一种极好的补充赖氨酸的食物。禽肉中的脂肪总含量低，但所含不饱和脂肪酸较多，且必需脂肪酸含量比畜肉高，肉质细嫩易消化，含氮浸出物多，加工烹调后汤味较畜肉鲜美，对体弱的老人及儿童来说尤为适宜。

第二节 营养教育与营养咨询

世界卫生组织认为，营养教育是通过改变人们的饮食行为而达到改善营养状况的一种有目的、有计划的活动。营养教育以改善人们营养状况为目标，依照个体和群体的需要、食物的来源，通过教育活动使人们理解并提高对营养的认识，帮助个体和群体获得食物与营养知识，从而使其转变态度，逐渐形成科学的、合理的饮食习惯，并付诸正确的行动，以达到改善人们营养与健康状况和提高生活质量的目的，是健康教育的重要组成部分。

随着生活水平的提高，人类的饮食结构趋于多元化，但由饮食营养不够合理而导致的疾病与日俱增，营养不良和营养过剩并存。如何吃得科学、吃得符合饮食营养原则并非人人皆知，因此有必要对健康人群及患病人群进行饮食营养知识教育和帮助，提倡合理营养与合理饮食，这是营养咨询的内容。营养咨询是营养咨询工作者对咨询者进行营养分析的过程。在营养咨询工作者的指导下，咨询者可以获得改善健康的信息，进而达到改善健康的目的。随着人们对健康的认识程度的提高，营养咨询逐渐成为人们判定自身营养状况、获取营养知识、得到膳食指导、学习相关技能的最直接、最简单和最可行的方式之一。可见，开展营养教育需要依靠营养咨询。

一、营养教育

（一）营养教育的目的

有计划、有组织、有系统和有评价的营养教育活动的开展，能够达到改善、维护、促进个体和群体的营养健康状况的目的。具体包括以下几点：①提高各类人群对营养与健康的认识；②消除或减少不利于健康的膳食营养因素；③改善营养状况；④预防营养性疾病的发生；⑤提高人们的健康水平和生活质量。概括地说，营养教育既要传播营养方面的知识，又应传授相关的操作技能，更应提供改善营养的服务。大量调查研究表明，营养教育具有多途径、低成本和覆盖面广等特点，并且最大限度地提高了居民的营养水平和国民健康素质。

（二）营养教育的对象

（1）按照营养教育对象的健康及营养不良程度，营养教育的对象可分为健康者、亚健康者和患病者。

（2）按照营养教育对象的数目，营养教育的对象可分为个体和群体。

（3）按照营养教育对象所处的场所，营养教育的对象可分为个人、组织、社区等不同层面。个人主要指公共营养和临床营养工作的对象；各类组织机构包括学校、部队和食品企业；社区包括社会上与饮食健康相关的各机构。

（三）营养教育的主要工作领域

（1）用各种传播手段，对广大居民进行营养健康知识的普及，倡导合理的膳食模式和健康的生活方式，纠正不良饮食习惯等。

（2）以营养相关行业的从业人员为目标人群，如农业、食品加工业、餐饮业、商业、医疗卫生、疾病控制、社区保健服务业等部门的工作者，有计划地对其进行营养知识、营养教育方法、食品监督等方面的培训。

（3）对重点人群进行规范的营养教育，如将营养知识纳入中小学的教育内容和教学计划，安排一定课时的营养知识教育，使学生懂得平衡膳食的原则，培养良好的饮食习惯，提高自我保健能力。

（4）将营养工作内容纳入初级卫生保健服务体系，提高初级卫生保健人员的营养知识水平，合理利用当地食物资源改善居民营养状况。

（四）营养教育的主要内容

根据我国目前的情况，营养教育包括以下两个方面的内容。

（1）一般性的营养知识教育。一般性的营养知识教育即营养知识普及教育，其目的是使民众明确营养与健康的关系，了解主要营养素的生理作用和不同人群的需求情况及其主要的食物来源，在日常膳食中掌握食物的种类、数量的搭配。

（2）饮食文化教育。我国的饮食文化因其源远流长、绚丽多彩而著称于世。虽然菜系众多，风味鲜美，但我们应该以科学的态度对其进行研究评议，以取其精华、去其糟粕地继承。在我国的饮食文化中，一些名不副实的"高贵"

食品，如海参、鱼翅、熊掌、猴头菇之类，其实际营养价值如何，都有重新评价的必要。除此之外，我国部分省市已出现食物消费特别是肉食消费增长过猛的趋势，部分人群营养过剩，而青少年又有能量摄入不足的倾向，需要尽早加以大力调控。为此，要根据营养学原则，指导人们平衡膳食，对这类地区和人群要调整食物的结构，降低动物性脂肪的摄入量，平衡膳食能量，按照科学的营养目标安排食物结构。在消费水平偏低的地区，尤其是农村，我们需要引导其合理地提高消费水平和膳食营养水平，科学地指导每日膳食，使人们花较少的钱摄入更多的营养素。

（五）营养教育的实施步骤

一个完善的营养教育项目应当包括下述六个方面的工作。

（1）了解教育对象。对教育的目标人群简略进行调查和评估，发现和分析其主要的营养健康问题；进一步从知识、态度、行为等方面分析问题产生的深层次原因；同时，对与营养有关的人力、财力、物力资源以及政策和信息资源进行了解和分析；了解营养教育对象在膳食营养方面哪些行为可以改变，哪些行为不能改变或很难改变，以便充分认识营养教育对象特别需要的营养健康信息，为制订计划提供可靠依据。

（2）制订营养教育计划。为确保某项营养教育活动有依据、有针对性、有目标地进行，必须制订具体的营养教育计划。根据与知信行关系的密切程度、行为的可改变性、外部条件、危害性及受累人群数量，确定优先项目。在此基础上确定营养干预目标，包括总体目标与具体目标。

另外，还需要预先制订评价计划，包括评价方法、评价指标、实施评价的机构和人员、实施评价的时间及结果的使用等。经费预算也是制订计划不可忽略的重要内容之一。

（3）确定营养教育途径和资料。根据营养教育计划，在调查研究的基础上，明确教育目标和教育对象，选择适宜的交流途径并制作有效的教育材料。为此需要考虑以下几个方面。①确认是否有现成的、可选用的营养教育材料。如果能收集到相关的营养宣传材料可直接选用；如果收集不到，可以自行设计制作宣传材料，如小册子、宣传海报、横幅、传单等。②确定对教育对象进行营养教育的最佳途径。宣传途径包括个体传播、面对面交流、讲座、现场培训、大众传播等。③确定营养教育最适合的宣传方式。宣传方式包括分发小册子、光盘，举办讲座以及现场培训等。

（4）教育的前期准备。根据要求编写相关的营养教育材料，要求内容科学、通俗易懂、图文并茂。为了确保宣传材料的内容准确、合适，在大多数设计工作完成后，还需要对准备好的宣传材料进行预试验，以便得到教育对象的反馈意见，根据反馈意见对教育材料进行修改完善。这时需要进行下列工作：①了解营养教育对象对这些资料的反应、意见和要求，对宣教内容、形式、评价等有何修改意见；②了解营养教育对象能否接受这些信息，能否记住宣传的要点，是否认可这种宣传方式，一般可采用专题小组讨论或问卷调查等方式了解有关情况；③根据营养教育对象的反应，对教育资料的形式进行一些修改；④需要考虑如何推广信息，如何分发材料，如何追踪执行。

（5）实施营养教育计划。实施营养教育计划包括确定宣传材料和活动时间表，让每个工作者都明白自己的任务，并通过所确定的传播途径把计划中要宣传的营养内容传播给营养教育对象。在教育传播的过程中，要观察营养教育对象对宣传材料的反馈，即他们愿意接受还是反对这些新知识，如果反对，要按步骤逐一查找原因，以便及时纠正。

（6）教育效果评价。通过近期、中期和远期的效果评价说明营养教育的效果。近期效果指短期内目标人群的知识、态度、信息、服务的变化；中期效果指行为和相关危险因素的变化；远期效果指人们的营养健康状况和生活质量的变化。例如，反映营养状况的指标有身高、体重变化，影响生活质量变化的指标有劳动生产力、智力、寿命、精神面貌的改善及保健、医疗费用的降低。

根据以上几个方面的内容，以目标人群的营养知识、态度和行为的变化为重点，写出营养教育的评价报告。评价并总结归纳取得的经验，有利于营养教育的进一步推广。

二、营养咨询

SOAP 是近年来国际上比较流行的营养咨询方法，此方法方便、简单、易行。SOAP 包括主观询问、客观检查、营养评价和营养支持计划，其主要内容如下。

（一）主观询问

主观询问包括询问饮食习惯、餐次和分配比例、有无偏食史以及烹调加工方法等。采集膳食史时可选用不同的方法，如 24 h 回顾法、食物频率法等。

（二）客观检查

客观检查包括体格测量（如身高、体重、三头肌皮褶厚度、上臂围）、实验室检查和辅助仪器检测（如血常规、血生化指标检测）、临床营养不良体征检查等。

（三）营养评价

营养评价是指，按照中国营养学会发布的《中国居民膳食营养素参考摄入量》进行膳食调查结果的评价，了解膳食结构是否合理，各种营养素是否满足机体需要，并根据体格营养状况的检查结果评价当前的营养状况。

（四）营养支持计划

应根据判定的结果，结合经济条件、饮食习惯以及疾病种类，在除药物治疗外的膳食营养原则方面也给予指导，包括膳食禁忌、食物等值换算、参考食谱及注意事项等。

第三节　膳食结构、平衡膳食与食谱编制

一、膳食结构

膳食结构是指膳食中各类食物的数量及其在膳食中所占的比重。膳食结构与当地生产力发展水平、文化、科学知识水平以及自然环境条件等有关。不同国家或地区、不同民族的膳食结构往往有较大的差异，但也相对稳定，在短期内不会发生重大改变。膳食结构的组成是否合理可以根据各类食物所提供的能量及各种营养素的数量和比例来衡量。

膳食结构的划分有许多方法，依据动物性和植物性食物在膳食构成中的比例，膳食结构可以划分为四种类型。

（一）以植物性食物为主的膳食结构

大多数发展中国家属于此类型。其特点是膳食构成以植物性食物为主，以动物性食物为辅，谷物食品消费量大，动物性食品消费量小，动物性蛋白质一般占蛋白质总量的 10% ~ 20%，植物性食物提供的能量占总能量近 90%。蛋白质、脂肪的摄入量较低，来自动物性食物的营养素（如铁、钙、维生素 A）摄入不足。虽然此膳食结构中的膳食能量基本满足人体需要，但营养缺乏病是这

些国家人群的主要营养问题。以植物性食物为主的膳食结构，膳食纤维充足，动物性脂肪较低，有利于预防冠心病和高脂血症。

（二）以动物性食物为主的膳食结构

这种膳食结构是多数欧美发达国家的典型膳食结构。其特点是膳食构成以动物性食物为主，粮谷类食物消费量小。其人均每年消费肉类 100 kg 左右，奶和奶制品 100～150 kg，蛋类 15 kg，糖 40～60 kg；人均日摄入蛋白质 100 g 以上，脂肪 130～150 g；以高能量、高脂肪、高蛋白质、低纤维（"三高一低"）为主要特点。与植物性食物为主的膳食结构相比，营养过剩是这些国家人群的主要健康问题。这种膳食结构易造成肥胖、糖尿病、心脏病、脑血管病等慢性疾病。

（三）地中海膳食结构

该膳食结构以地中海命名是因为居住在地中海地区的居民多以此膳食结构为主，意大利、西班牙、希腊是该种膳食结构的代表。地中海膳食结构的主要特点是膳食富含植物性食物，包括水果、蔬菜、土豆、谷类、豆类、果仁等；橄榄油是主要的食用油；脂肪提供的能量占膳食总能量的比值在 25%～35%，饱和脂肪所占比例较低，为 7%～8%；每天食用适量奶酪、酸奶和鱼、禽蛋；每月食用几次红肉（猪、牛和羊肉及其产品）；食物的加工程度低，新鲜度较高。此膳食结构的突出特点是饱和脂肪的摄入量低，膳食含大量复合碳水化合物，蔬菜、水果的摄入量较高。

地中海地区居民心脑血管疾病发生率很低，欧美国家可借鉴这种膳食结构改进自己的膳食结构。

（四）动植物食物平衡的膳食结构

该类型以日本为代表。其特点是膳食中动物性食物与植物性食物比例比较适当。海产品占动物性食品的比例达到 50%，动物蛋白占总蛋白的 42.8%；能量和脂肪的摄入量低于西方膳食模式，蛋白质、脂肪和碳水化合物的供能比例合理。该类型的膳食结构每天能量摄入保持在 8 300 kJ 左右，既能够满足人体需要，又不至于过剩。来自植物性食物的膳食纤维和来自动物性食物的营养素（如铁、钙等）比较充足，同时动物脂肪摄入比重不高，有利于避免营养缺乏病和营养过剩性疾病。此类膳食结构已经成为世界各国调整膳食结构的参考。

二、平衡膳食

（一）疾病与平衡膳食之间的关系

现代疾病与平衡膳食之间存在着直接或间接的关系，并对其产生和演化有着巨大影响。

1.肥胖率与平衡膳食之间的关系

肥胖主要是指能量摄入过多和脂肪堆积引起的人体病理、生理改变。当前，我国超重人口占 16.8%，其中肥胖率达到 4.7%，而且这一表现随着年龄的增长更为明显。

2.心脑血管病与平衡膳食之间的关系

心脑血管病是心脏血管和脑血管疾病的统称，多发于老年人，有较强的致残率，同时死亡率和发病率、并发症发生率相对较高，是威胁老年人健康的重要疾病。据医学部门统计，目前我国有将近 3 亿人患有心脑血管方面的疾病，其中每天有 7 000 左右的人因这一疾病而失去生命。造成这一疾病的主要原因是食物中脂肪和醇类过多，同时缺乏运动。

3.癌症与平衡膳食之间的关系

癌症被称为恶性肿瘤，致死率非常高。当前，导致死亡的癌症主要有肺癌、结肠直肠癌、胃癌、乳腺癌、肝癌等。各种癌症的致病原因不同，但都与饮食规律和饮食结构有密切的关系，各种不同类型的癌症在不同的饮食习惯中会出现病情加重或减轻的现象。因此，要根据各种疾病合理调整饮食习惯，对每一种疾病的致病原因有一定的了解和认识，从而做好预防工作，防止疾病的产生。

（二）平衡膳食的基本要求

平衡膳食既要考虑全面，即膳食中营养素种类齐全，数量充足，又要考虑均衡，即各营养素之间保持适宜的比例关系，能有效地被人体吸收利用。平衡膳食的基本要求包括以下四个方面。

1.数量充足、比例适宜的能量和营养素

膳食提供的各种营养素和能量要达到相应的供给量标准，不同人群有不同的需求，可参照《中国居民膳食营养素参考摄入量》。营养物质的种类、数量、质量及相互间的配比必须适合人体不同生理状况的实际需要，食物供给的能量要与机体消耗的能量保持平衡。

食物中应保证供给足够的蛋白质、碳水化合物、脂肪、无机盐、维生素、膳食纤维、水分。碳水化合物、脂肪、蛋白质三大供能营养素比例适宜，即碳水化合物 50% ～ 65%，脂肪 20% ～ 30%，蛋白质 10% ～ 12%；食物蛋白质中必需氨基酸种类齐全，符合氨基酸模式，必需氨基酸占氨基酸总量的 40%；膳食中摄取的脂肪中饱和脂肪酸、单不饱和脂肪酸与多不饱和脂肪酸的适宜比例为 1：1：1，n-6 与 n-3 比例为 4：1 ～ 6：1。

2. 科学合理的膳食制度

膳食制度包括每日餐次、用餐时间、食物数量和分配等。平衡膳食的实现必须依赖科学的膳食制度，即合理安排一天的餐次、两餐之间的间隔和每餐的数量和质量，使进餐与人体的生理需要相适应、与消耗过程相协调。

按照我国人民的生活习惯，一般每日三餐比较合理，两餐的间隔时间以4 ～ 6 h 为宜，儿童、孕产妇、老人和特殊病人则根据具体情况而定。早餐应保证摄入足够的能量，午餐应多食富含蛋白质和脂肪的食物，晚餐应进食易消化的食物和避免能量过剩。

3. 食物品种多样，加工烹调合理

食物类型包括谷类、薯类，动物性食物，奶类、豆类及其制品，水果、蔬菜以及纯热能食物，等等。各类食物都有自己的营养特点，要尽可能地选择多种食物。谷类、薯类食物含丰富的碳水化合物、蛋白质和维生素，是我国膳食能量的主要来源，但缺乏赖氨酸，限制了其蛋白质的质量；蔬菜、水果类主要提供丰富的维生素、矿物质和膳食纤维，还可以提供具有保健功能的多种植物化合物，因此每天应尽可能地补充颜色各异的水果、蔬菜；动物性食物包括肉类、蛋类和乳类等，主要提供优质蛋白质、脂肪、矿物质、维生素 A 和 B 族维生素，适量摄入脂肪有利于脂溶性维生素的吸收；奶类、豆类及其制品中赖氨酸含量丰富，蛋白质质量高，可与谷类、薯类搭配，发挥蛋白质互补作用；对于油脂和食用盐，要注意油脂除提供能量外，还能提供人体所必需的脂肪酸，植物油的营养价值优于动物油，食盐的摄入要适量。

我国民众应保持传统膳食中以植物性食物为主，以动物性食物为辅，能量来源以粮食类为主的特点，粗细混食，荤素搭配，并使食物种类多样化，从而达到营养素供给均衡的目的。

注意食物色、香、味、形等感官性状的要求，在加工、烹调食物的过程中，多采用煮、蒸、炖、煨的烹调方式，少采用炸、炒、腌、熏等方法，以尽量减少营养素的损失，通过良好的视觉、嗅觉和味觉促进消化液分泌，提高人体的消化吸收能力。

4.保证食物安全卫生

保证食物安全卫生是对食物最基本的要求之一。食物不应含有会对人体造成危害的各种有害因素；食物中的天然成分、添加成分以及食品加工过程必须符合食品卫生标准和相关法规，不能对人体健康造成危害。

另外，良好的进餐心情和优美的环境氛围是达到合理营养的重要保证。愉快的心情有利于消化液的分泌、食物的摄取和消化。餐桌、餐具的卫生，就餐场所的装饰布置，背景音乐的选择都会对食欲和食物的消化吸收有影响。

三、食谱编制

目前，随着人们生活水平的不断提高，人们越来越注重自身的生活质量和健康状况，讲究合理营养和平衡膳食。食谱编制可以更有计划地调配饮食，保证食物的多样化和建立合理的饮食制度。食谱编制通常以中国营养学会推荐的《每日膳食中营养素供给量标准》及《中国食物成分表》为依据，先根据用餐者的年龄、性别、劳动强度分别列出热能和各种营养素的供给量，然后确定每日摄入主食、副食的数量，最后根据平衡膳食的要求，安排一日三餐的食物名称，计算一日由食物供给的营养素，再与供给量标准比较。

编制营养食谱是公共营养师进行营养指导工作的重要工作内容。营养食谱可以科学合理地为人体补充合适的营养物质，以达到合理营养、促进健康的目的。

（一）食谱编制的原则

食谱编制的总原则是满足平衡膳食及合理营养的要求，并符合膳食多样化的要求、进餐者的饮食习惯和经济能力。具体原则如下。

1.保证营养平衡

根据用膳者的年龄、性别、劳动强度选用合适的食物并计算各种食物的用量，使能量和各种营养素的摄入在一定时间内（如在一周内）达到 DRIs（膳食营养素参考摄入量）的要求，以满足人体的营养素需要。

2.各种营养素之间的比例适当

膳食中的能量来源及其在各餐中的分配比例要合理。同时，要保证优质蛋白质的摄入，各种维生素和矿物质之间的比例要适当，从而达到促进健康的目的。

3.食物多样化

选择的食物要尽量做到多样化，食物之间的搭配要合理，做到主副食搭配、粗细搭配、荤素搭配。

4.合理的膳食制度

合理的膳食制度能够保证一天的能量和营养素分布均衡。我国多数地区居民习惯于一天吃三餐，能量的分配一般为早餐占30%，午餐占40%，晚餐占30%。

5.合适的烹调方法

合适的烹调方法可以使食物有良好的感官性状，并最大限度地减少食物营养素的损失。

6.兼顾饮食习惯

在不违反营养学原则的前提下，应尽量照顾就餐人员的饮食习惯。饮食习惯的形成受许多因素的影响，一旦形成，不是一朝一夕可以改变的。营养配餐的实现必须以就餐人员的满意为前提，如果就餐人员对营养配餐的食谱不满意或不配合，再好的食谱也无法发挥作用。

7.结合市场供应

植物性食物的市场供应受季节等因素的影响比较明显，动物性食物的市场供应受养殖、运输等多种因素的影响。食物的选择必须结合市场供应实际，选择方便购买、价格适宜的食品。

8.兼顾经济条件

不同的个人或家庭有不同的经济承受能力，可以用不同的食物来满足个体对某一种营养素的需求。因此，食谱编制必须考虑食谱使用对象的经济承受能力。

（二）食谱编制的方法

1.计算法

计算法是依据计算得到人体能量需要量，根据膳食组成，计算蛋白质、脂肪和碳水化合物的供给量，参考每日维生素、矿物质供给量，查阅食物营养成分表，选定食物种类和数量的方法。

（1）食谱编制理论依据。

①中国居民膳食营养素参考摄入量（DRIs）。DRIs是营养配餐中能量和主要营养素需要量的确定依据。一般以能量需要量为基础，制定出食谱后，还需要以各营养素的中国居民膳食营养素推荐摄入量（RNI）为参考评价食谱

的制定是否合理。DRIs 包括四项内容，即平均需求量（EAR）、推荐摄入量（RNI）、适宜摄入量（AI）、可耐受最高摄入量（UL）。当平均摄入量达到 EAR 水平时，人群中有半数个体的需要量可以得到满足；当摄入量达到 RNI 水平时，几乎所有个体都没有出现缺乏症的现象；摄入量在 RNI 和 UL 之间是一个安全摄入范围，一般不会出现缺乏和中毒；摄入量超过 UL 水平再继续增加，则产生毒副作用的可能性随之增加。

②中国居民膳食指南和平衡膳食宝塔。营养食谱的制定需要根据膳食指南和平衡膳食宝塔来考虑食物种类、数量的合理搭配。平衡膳食宝塔是根据《中国居民膳食指南》和中国居民的膳食结构特点设计的，其建议的每人每日食物适宜摄入量范围适用于一般健康成人。同时，在特定人群膳食指南中，提出了对特殊人群的膳食要求。根据平衡膳食的食物构成可进行膳食营养的宏观控制，结合市场供应情况及经济条件挑选食物品种，按照同类互换、多样化的原则，注意优质蛋白质所占的比例以及蔬菜的搭配，合理分配一日三餐及加餐的食物量，制定出带量食谱。另外，还可以利用膳食营养成分计算系统分析各种营养素满足平均供给量的程度和各种营养素来源比例，再根据实际情况进行微观调整，制定出比较理想的食谱。

③食物成分表。通过食物成分表，营养师在编制食谱时能将营养素的需要量转换为食物的需要量，从而确定食物的品种和数量。

（2）用计算法编制食谱的步骤。

①确定用餐对象全日能量供给量。个体：根据用餐对象的劳动强度、年龄、性别等确定。群体：集体就餐对象的能量供给量标准应以就餐人群的基本情况或平均数值为依据，包括人员的平均年龄、平均体重以及 80% 以上就餐人员的活动强度。

②计算宏量营养素全日应提供的能量。蛋白质占 10% ～ 15%，脂肪占 20% ～ 30%，碳水化合物占 55% ～ 65%。

③计算三种能量营养素的每日需要数量。1 g 碳水化合物产生的能量为 16.7 kJ；1 g 脂肪产生的能量为 37.6 kJ；1 g 蛋白质产生的能量为 16.7 kJ。

④根据三餐的能量分配比例计算出三大能量营养素的每餐需要量。三餐能量的适宜分配比例为早餐占 30%，午餐占 40%，晚餐占 30%。

⑤主食品种、数量的确定。主要根据各类主食原料中碳水化合物的含量确定。

⑥副食品种、数量的确定。计算主食中含有的蛋白质重量，用应摄入的蛋白质重量减去主食中蛋白质的重量，然后设定副食中蛋白质的 2/3 由动物性食物供给，1/3 由豆制品供给，查表并计算各类动物性食物及豆制品的供给量。

⑦选择蔬菜的品种和数量。蔬菜的品种和数量由市场的供应情况、传统配菜的需要、平衡膳食宝塔的要求等确定。

⑧确定纯能量食物的量。脂肪需要量由日常食品和烹调用油两部分提供，为了使脂肪酸的构成更加合理，提倡使用植物油烹调。由食物成分表可知每日摄入各类食物提供的脂肪含量，将需要的脂肪总含量减去食物提供的脂肪量即为每日植物油供应量。在实际生活中，成年人的烹调用油数量一般可以按照平衡膳食宝塔的要求定为 25 ~ 30 g/d。

2. 食物交换份法

食物交换份法是先将常用食物按其所含营养素的近似值归类，计算出每类食物每份所含的营养素值。然后，将每类食物的内容和每单位的数量列表供交换使用（这些工作已由营养工作者完成）。最后，根据不同的热能需要，按蛋白质、脂肪、碳水化合物的合理分配比例，计算出各类食物的交换份数和实际重量，并按每份食物等值交换表选择食物，这样一般都能达到平衡的膳食结构。

食物交换份法操作简单，同类食品可以互换、任意选择，便于用餐者根据自己的情况进行食物选择，可使食物多样化，避免单调。但各交换单位内的食物营养价值并不完全相同，人体每天摄入的营养素可能会存在一定的差异。在实际应用中，可将计算法与食物交换份法结合使用。先用计算法确定一日食谱，然后以一日食谱为基础，可根据食用者的饮食习惯、市场供应情况等因素，用等量食物交换法编排一周或一月食谱，即在同一类食物中更换品种和烹调方法，编排一周食谱或一月食谱。

（三）食谱的评价

根据以上步骤设计出营养食谱后，还应该对食谱进行评价，判断编制的食谱是否科学合理。应参照食物成分表初步核算该食谱提供的能量和各种营养素的含量，与 DRIs 进行比较，相差在 10% 上下，可以认为其合乎要求，否则要增减或更换食品的种类或数量。一般情况下，每天摄入的蛋白质、脂肪和碳水化合物的量出入不应该很大，其他营养素以一周为单位进行计算、评价即可。

食谱的评价应包含以下几个方面的内容。

1. 按类别将食物归类排序

看食物种类是否齐全。食物的种类是否包括谷类食物、动物性食物、豆类及其制品、蔬菜和水果类食物、纯热能食物等。

2. 食物所含营养素的计算

从食物成分表中查出各种食物每 100 g 的能量及各种营养素的含量，然后计算食谱中各种食物所含能量和营养素的量。

3. 三种供能营养素的供能比例

可由蛋白质、脂肪、碳水化合物三种营养素的能量折算系数计算得出。

4. 动物性及豆类蛋白质占总蛋白质比例

可将来自动物性食物及豆类食物的蛋白质累计相加，再计算其在总蛋白质中的比例。

5. 三餐提供能量占全天摄入总能量比例

将早、中、晚三餐的所有食物提供的能量分别按餐次累计相加，得到每餐摄入的能量，然后除以全天摄入的总能量，得到每餐提供能量占全天总能量的比例。

6. 对烹饪方法的评价

对食物进行烹调加工，使之具有令人愉快的感官性状。同时，合理的烹饪方法可以最大限度地减少营养素的损失，加之调整油、盐等调味品的用量，可以达到合理营养、促进健康的目的。

第三章 临床营养支持

第一节 营养风险筛查与评价

一、营养风险筛查

营养风险筛查（NRS）是指由临床医护人员、营养师等实施的用以决定是否需要制订和实施营养支持计划的快速、简便的筛查方法。需特别强调的是，营养风险并不是指发生营养不良的风险，而是指与营养因素有关的不良结果参数，包括并发症、住院时间和住院费用等增加的风险。

目前，推荐采用营养风险筛查并结合临床来判断是否有营养支持适应证。中华医学会肠外肠内营养学分会目前推荐进行营养风险筛查。当确定存在营养风险时（NRS 评分 ≥ 3 分），应结合临床，为患者制订基于个体化原则的营养支持计划。

NRS 是欧洲肠外肠内营养学会推荐使用的住院患者营养风险筛查方法。它是在对 128 个随机对照研究（共计 8 944 例研究对象）进行系统分析的基础上确定的评分标准，具有循证医学基础，且简单易行，无创，无医疗耗费。

NRS 总评分包括三个部分的总和，即疾病严重程度评分 + 营养状态降低评分 + 年龄评分（若 70 岁以上则加 1 分）。

（一）NRS 对疾病严重程度的评分

（1）1 分：慢性疾病患者因出现并发症而住院治疗，患者虚弱但不需要卧床，其蛋白质需要量略有增加，但可以通过口服补充。

（2）2 分：患者需要卧床，如腹部大手术后，其蛋白质需要量相应增加，但大多数患者仍可以通过肠外或肠内营养支持得到恢复。

（3）3 分：患者在病房中靠机械通气支持，其蛋白质需要量增加而且不能被肠外或肠内营养支持所弥补，但是通过肠外或肠内营养支持可使蛋白质分解和氮丢失明显减少。

（二）NRS 对营养状况降低的评分

（1）0 分：正常营养状态。

（2）1 分（轻度）：3 个月内体重丢失 5% 或食物的摄入量为正常需要量的 50% ～ 75%。

（3）2 分（中度）：2 个月内体重丢失 5% 或前 1 周食物摄入量为正常需要量的 25% ～ 50%。

（4）3 分（重度）：1 个月内体重丢失 5%（3 个月内体重下降 15%）或体重指数 < 18.5 或者前 1 周食物的摄入量为正常需要量的 0 ～ 25%。

（三）评分结果与营养风险的关系

（1）总评分 ≥ 3 分（或胸腔积液、腹水、水肿且血清蛋白 < 35 g/L）：患者有营养不良或有营养风险，应该使用营养支持。

（2）总评分 < 3 分：每周复查营养评定。以后复查的结果如果 ≥ 3 分，则进入营养支持程序。

（3）如果患者计划进行腹部大手术，就在首次评定时按照新的分值（2 分）评分，并最终按新的总评分决定是否需要营养支持。

二、营养状况评价

（一）人体测量

1. 体重

体重是营养评定中最简单、直接而又可靠的指标，在历史上沿用已久并且目前仍是最主要的营养评定指标。

体重的测定必须保持时间、衣着、姿势等方面的一致，对住院患者应选择晨起空腹，排空大、小便后，着内衣裤测定。体重计的感量不得大于 0.5 kg，测定前必须先标定准确。

体重的评定指标有以下几项。

（1）现实体重占理想体重百分比，其公式如下：

现实体重占理想体重百分比（%）＝（现实体重 / 理想体重）× 100%

（3-1）

（2）体重改变：由于我国目前尚无统一的标准体重值，加之身高与体重的个体变异度较大，故采用体重改变作为指标更合理。用公式表示为：

$$体重改变（\%）=[通常体重（kg）-实测体重（kg）]÷通常体重（kg）×100\%$$
$$（3-2）$$

将体重变化的幅度与速度结合起来考虑，其评价标准如表 3-1 所示。

表 3-1　体重变化的评定标准

时　间	中度体重丧失	重度体重丧失
1 周	1% ~ 2%	> 2%
1 个月	5%	> 5%
3 个月	7.5%	> 7.5%
6 个月	10%	> 10%

（3）体重指数（BMI）：

$$BMI=体重（kg）/身高^2（m^2）\qquad（3-3）$$

BMI 被认为是反映蛋白质热量、营养不良以及肥胖症的可靠指标。

国际生命科学学会中国肥胖问题工作组分析得出了适合中国成人的 BMI 评价标准（表 3-2）。

表 3-2　BMI 的中国评定标准

等　级	BMI
肥胖	≥ 28.0
超重	24.0 ~ 27.9
正常值	18.5 ~ 23.9
体重过低	≤ 18.4

目前，对体重指标一般的认识是体重减少是营养不良的重要指标之一，但应结合内脏功能的测定指标，如握力、血浆蛋白等。如果短期内体重减少超过 10%，同时血浆清蛋白 < 30 g/L，可判定患者存在确定性的蛋白质能量营养不良。

2. 皮褶厚度

皮下脂肪含量约占全身脂肪总量的 50%，通过对皮下脂肪含量的测定可推算体脂总量，并间接反映热能的变化。

（1）三头肌皮褶厚度（TSF）。被测者上臂自然下垂，取左（或右）上臂背侧肩胛骨肩峰至尺骨鹰嘴连线中点，于该点上方 2 cm 处，测定者以左手拇指与食指将皮肤连同皮下脂肪捏起呈褶皱，捏起处两边的皮肤必须对称。然后，用压力为 10 g/mm^2 的皮褶厚度计测定。应在夹住后 3 s 内读数，测定时间延长可使被测点皮下脂肪被压缩，造成人为误差。连续测定 3 次后取其平均值。为减少误差，应固定测定者和皮褶厚度计。

结果判定：男性 TSF 正常参考值为 8.3 mm，女性为 15.3 mm。实测值相当于正常值的 90% 以上为正常，介于 80% ～ 90% 为轻度亏损，介于 60% ～ 80% 为中度亏损，小于 60% 为重度亏损。

（2）肩胛下皮褶厚度。被测者上臂自然下垂，取左（或右）肩胛骨下角约 2 cm 处，测定方法同 TSF 的测定。

结果判定：以肩胛下皮褶厚度与 TSF 之和来判定。男性正常参考值为 10 ～ 40 mm，女性为 20 ～ 50 mm；男性＞ 40 mm、女性＞ 50 mm 者为肥胖；男性＜ 10 mm、女性＜ 20 mm 者为消瘦。

（3）髋部与腹部皮褶厚度。髋部取左侧腋中线与髂脊交叉点；腹部取脐右侧 1 cm 处。测定方法同 TSF 的测定。

3. 上臂围与上臂肌围

（1）上臂围（AC）。被测者上臂自然下垂，取上臂中点，用软尺测量。软尺误差不得大于 0.1 cm。我国北方地区成人的 AC 的正常参考值如表 3-3 所示。

表 3-3　我国北方地区成人上臂围正常参考值

性　别	年龄 / 岁	例　数	上臂围 /cm	变异系数
男	18 ～ 25	1 902	25.9 ± 2.09	0.08
	26 ～ 45	1 676	27.1 ± 2.51	0.09
	≥ 46	674	26.4 ± 3.05	0.12
女	18 ～ 25	1 330	24.5 ± 2.08	0.08
	26 ～ 45	1 079	25.6 ± 2.63	0.10
	≥ 46	649	25.6 ± 3.32	0.13

（2）上臂肌围（AMC）。上臂肌围可间接反映体内蛋白质储存水平，它与血清清蛋白水平相关。有研究发现，当血清清蛋白值 < 28 g/L 时，87% 的患者出现 AMC 下降的情况。

AMC 可由 AC 值换算求得，用公式表示为：

$$AMC（cm）= AC（cm）- 3.14 \times TSF（cm） \tag{3-4}$$

结果评定：男性 AMC 的正常参考值为 24.8 cm，女性为 21.0 cm。实测值在正常值 90% 以上时为正常，占正常值 80% ～ 90% 时为轻度营养不良，占正常值 60% ～ 80% 时为中度营养不良，< 60% 时为重度营养不良。

4. 腰围和臀围

腰围是指腰部周径的长度。目前公认腰围是衡量脂肪在腹部蓄积（中心性肥胖）程度最简单和实用的指标。腹部脂肪增加（腰围大于界值）是独立的危险性预测因子。

腰围和臀围的测定按 Gibson 主编的《营养评价》中的方法进行：患者空腹，着内衣裤，身体直立，腹部放松，双足分开 30 ～ 40 cm，测量者沿腋中线触摸最低肋骨下缘和髂嵴，将皮尺固定于最低肋骨下缘与髂嵴连线中点的水平位置，在调查对象呼气时读数，记录腰围值。

臀围测量位置为臀部的最大伸展度处，皮尺水平环绕，精确度为 0.1 cm，连续测量 3 次，取其平均值。

计算腰臀围比值的公式如下：

$$腰臀围比值 = 腰围（cm）/ 臀围（cm） \tag{3-5}$$

根据在中国进行的 13 项大规模流行病学调查（总计涉及 24 万成人）数据汇总分析，男性腰围 ≥ 85 cm、女性腰围 ≥ 80 cm 者患高血压的风险是腰围低于此界值者的 3.5 倍，患糖尿病的风险约为腰围低于此界值者的 2.5 倍。

5. 握力

握力的测定方法：先将握力计指针调到 0 位置；被测者站直，放松，胳膊自然下垂，单手持握力计，一次性用力握紧握力计（注意在此过程中不要将胳膊接触身体，不要晃动握力计），读数并记录。然后，被测者稍作休息，重复上述步骤，测定 2 次，结果取平均值。结果评定如表 3-4 所示。

表 3-4 握力结果评定

年龄/岁	男性左手/kg	男性右手/kg	女性左手/kg	女性右手/kg
20～29	43.0	43.8	26.0	27.0
30～39	43.6	45.0	27.2	27.4
40～49	41.1	42.5	26.3	26.4
50～59	36.0	36.5	21.9	23.7
≥60	32.0	32.2	21.1	22.2

（二）临床检查

临床检查是通过病史采集及体格检查来发现营养素缺乏的体征。

病史采集的重点如下：①膳食史，包括有无厌食、食物禁忌、吸收不良、消化障碍及热量与营养素的摄入量等；②已存在的病理与营养素影响因子，包括传染病、内分泌疾病、慢性疾病（如肝硬化、肺病及肾衰竭等）；③用药史及治疗手段，包括代谢药物、免疫抑制药、放疗与化疗、利尿药、泻药等；④对食物的过敏及不耐受性等。

体格检查的重点在于发现下述情况，判定其程度并与其他疾病鉴别：①恶病质；②肌肉萎缩；③毛发脱落；④肝大；⑤水肿或腹水；⑥皮肤改变；⑦维生素缺乏体征；⑧必需脂肪酸缺乏体征；⑨常量和微量元素缺乏体征；等等。WHO 专家委员会建议特别注意下列 13 个方面，即头发、面色、眼、唇、舌、齿、龈、面（水肿）、皮肤、指甲、心血管系统、消化系统和神经系统。

（三）生化及实验室检查

利用多种生化及实验室检查可测定蛋白质、脂肪、维生素及微量元素的营养状况和免疫功能。因营养素在组织及体液中浓度的下降、组织功能的降低及营养素依赖酶活性的下降等的出现均早于临床或亚临床症状的出现，故生化及实验室检查对及早发现营养素缺乏的类型和程度有重要意义。生化及实验室检查可提供客观的营养评价结果，不受主观因素的影响，并且可以进一步确定存在哪一种营养素的缺乏，这两点是人体测量及膳食调查等方法所不具备的优势。

生化及实验室检查的内容包括以下几点：①营养成分的血液浓度的测定；②营养代谢产物的血液及尿液浓度的测定；③与营养素吸收和代谢有关的各种酶的活性的测定；④头发、指甲中营养素含量的测定等。以下就部分指标加以阐述。

1. 血浆蛋白

血浆蛋白水平可反映机体蛋白质营养状况。最常用的指标包括以下四个。

（1）血清清蛋白。清蛋白于肝细胞内合成，合成速度为每日 120 ~ 270 mg/kg。清蛋白合成后进入血流，并分布于血管的内、外空间。在正常情况下，30% ~ 40% 的清蛋白分布于血管内。血管外的清蛋白储存于瘦体组织中，分布于皮肤、肌肉和内脏等处。清蛋白的合成受很多因素的影响，在甲状腺功能低下、血浆皮质醇水平过高、出现肝实质性病变及生理上的应激状态时，清蛋白的合成率下降。清蛋白的半衰期为 14 ~ 20 d，每日代谢为其总量的 6% ~ 10%。清蛋白的主要代谢部位是肠道和血管内皮。

应注意的是，在肝肾功能不全的情况下，清蛋白不能作为营养评定指标。

（2）血清前清蛋白。前清蛋白在肝脏合成，因其在 pH 8.6 条件下电泳转移速度较清蛋白快而得名。又因为前清蛋白可与甲状腺素结合球蛋白及视黄醇结合蛋白结合而转运甲状腺素及维生素 A，故又名甲状腺素结合前清蛋白。前清蛋白的分子质量为 54 980，含氮量为 16.7%，每日全身代谢池分解率为 33.1% ~ 39.5%。其生物半衰期短，约为 1.9 d，故与转铁蛋白和视黄醇结合蛋白共称快速转换蛋白。

与清蛋白相比，前清蛋白的生物半衰期短，血清含量少且体库量较小，故在判断蛋白质急性改变方面较清蛋白更为敏感。在滴注清蛋白的情况下，若仍使用血清清蛋白进行营养评定，其结果可能受到影响，故宜选用前清蛋白作为评价指标。

应注意的是，在肝肾功能不全的情况下，前清蛋白不能作为营养评定指标。

（3）血清转铁蛋白。转铁蛋白在肝脏合成，生物半衰期为 8.8 d，且体库量较小，约为 5.29 g。在摄入高蛋白后，转铁蛋白的血浆浓度上升较快。转铁蛋白的测定方法除放射免疫扩散法外，还可利用转铁蛋白与总铁结合力的回归方程计算。

（4）血清视黄醇结合蛋白（RBP）。RBP 在肝脏合成，其主要功能是运载维生素 A 和前清蛋白。RBP 主要在肾脏代谢，其生物半衰期仅为 10 ~ 12 h，故能及时反映内脏蛋白的急剧变化。胃肠道疾病、肝脏疾病等均可引起血清 RBP 浓度的降低。目前，RBP 在临床的应用尚不多。

2.氮平衡与净氮利用率

氮平衡是评价机体蛋白质营养状况的指标。一般食物蛋白质中氮的平均含量为16%。若氮的摄入量大于排出量，为正氮平衡；若氮的摄入量小于排出量，为负氮平衡；若摄入量与排出量相等，则维持氮的平衡状态。

氮平衡的计算要求对氮的摄入量与排出量都要准确地收集和分析。氮的摄入包括经口摄入、经肠道滴注及经静脉滴注等。可采用经典的微量凯氏定氮法定量测定，亦可采用化学发光法。

住院患者在一般膳食情况下，大部分氮的排出为尿氮，约占排出氮总量的80%，但若摄入不同的蛋白质，这一比例会有所变动。其他氮的排出途径还包括粪氮、体表丢失氮、非蛋白氮及体液丢失氮等。

3.肌酐身高指数（CHI）

肌酐是由肌肉中的磷酸肌酸经不可逆的非酶促反应，脱去磷酸转变而来。肌酐在肌肉中形成后进入血液循环，最终由尿液排出。肌酐身高指数是衡量机体蛋白质水平的灵敏指标，其优点如下。①成人体内肌酸和磷酸肌酸的总含量较为恒定，每日经尿排出的肌酐量基本一致，正常男性为1 000 ~ 1 800 mg，女性为700 ~ 1 000 mg。②运动和膳食的变化对尿中肌酐含量的影响甚微。曾有关于膳食中蛋白质水平是否会影响尿肌酐水平的争论，但实验表明，膳食中除去蛋白质后，尿肌酐排出量需要经过相当长的时间才出现下降，故在评定24 h尿肌酐时不必限制膳食中蛋白质的水平。③经测定，成人24 h尿肌酐排出量与瘦体组织（LBM）量一致。④在肝病引起水肿等情况严重影响体重测定时，肌酐身高指数因不受此影响，故价值更大。

肌酐身高指数测定方法：连续保留3 d 24 h尿液，取肌酐平均值并与相同性别及身高的标准肌酐值比较，所得的百分比即为肌酐身高指数。

肌酐身高指数评定标准：> 90%为正常；80% ~ 90%表示瘦体组织轻度缺乏；60% ~ 80%表示中度缺乏；< 60%表示重度缺乏。

应注意的是，CHI的应用存在一定的局限性：①因各种原因，准确收集24 h尿液有时是困难的，若用随意尿标本测定，其精确度极差；②一些因素可导致24 h尿肌酐排出量减少，如肾、肝衰竭，肿瘤和严重感染等；③ 24 h尿肌酐排出量随年龄的增大而减少；④目前尚缺乏中国健康成人的标准肌酐身高指数参考值。这些均给肌酐身高指数的应用造成困难。

4. 血浆氨基酸谱

在重度蛋白质能量营养不良时，血浆总氨基酸值明显下降。不同种类的氨基酸浓度下降并不一致。一般来说，必需氨基酸（EAA）下降较非必需氨基酸（NEAA）更为明显。在 EAA 中，缬氨酸、亮氨酸、异亮氨酸和甲硫氨酸下降最多，赖氨酸与苯丙氨酸下降相对较少。在 NEAA 中，大多数浓度不变，而酪氨酸和精氨酸出现明显下降，个别氨基酸（如脱氨酸等）浓度还可升高。

第二节　医院膳食种类

一、基本膳食

根据膳食的质地、形态及烹饪原则，基本膳食分为普通膳食、软食、半流质膳食、流质膳食。这几种膳食的区别在于食物质地不同，能够满足不同疾病患者的需要。这四种常规膳食是可以相互转化的。无论哪一种质地的基本膳食，营养都应该是均衡合理的，即营养素种类齐全、营养量充足。

（一）普通膳食

普通膳食是医院膳食的基础，在综合医院中有 70% ～ 80% 以上的住院患者采用此类膳食。

1. 特点

本膳食接近正常人饮食。每日供应早、午、晚三餐，每餐间隔 4 ～ 6 h。

2. 适用对象

①体温正常、咀嚼和吞咽功能正常、消化功能正常的患者；②恢复期患者；③在治疗上对膳食无特殊要求的患者；④内、外、妇产、五官等科患者均适用。

3. 膳食原则

膳食配制应以均衡营养和接近正常膳食为原则，每日膳食中含有热能 7.53 ～ 8.37 MJ，蛋白质 60 ～ 75 g。供给的食物中应包括谷类、蔬菜、鱼肉、蛋类、奶类、肉禽类、豆类及适量的脂肪和少量的调味品。每日的蔬菜不少于 300 g，其中黄绿色蔬菜＞ 50%。

（二）软食

1. 特点

软食是一种质软、容易咀嚼、易消化的膳食，常作为半流质膳食到普通膳食的过渡膳食，每日供应 3 ～ 5 餐。软食较容易被消化吸收，有补脾和胃、清肺强身之功效，可保护消化道。

2. 适用对象

①咀嚼或吞咽不利者；②小儿、老年人；③低热、食欲下降、胃肠功能减弱者；④手术恢复期患者。

3. 膳食原则

食物加工和烹制要细、软、烂，不选含粗纤维多的蔬菜，要清淡、少盐。一般采用清蒸、汆、烩、炖、清炒等烹调方式。每日膳食中含有热能 7.53 ～ 8.37 MJ，蛋白质 60 ～ 75 g。主食以发酵类面食为主。长期食用软食的患者因蔬菜在切碎、煮软的过程中水溶性维生素和矿物质损失较多，应注意适当补充。

（三）半流质膳食

半流质膳食是介于软食和流食之间的膳食。

1. 特点

半流质膳食是一种比较稀软、呈半流质状态、易咀嚼和消化的膳食。虽然食物质地更为稀软，但半流食也应提供充足的能量和各种营养素。为此，必须多次进食。

2. 适用对象

发热、消化道患者疾病，或用于膳食过渡。

3. 膳食原则

采用无刺激的半固体食物，忌用粗纤维、粗粮、咀嚼吞咽不便的食物。少量多餐，每日进食 5 ～ 6 餐，每餐食物的总容量为 300 mL。每日膳食所含热能为 6.28 ～ 7.53 MJ，蛋白质为 55 ～ 90 g。根据病情和消化能力，病人可吃些软荤菜、软素菜及去皮软水果等少渣半流质膳食，严格限制膳食中的纤维，除过滤的菜汤、果汤、果汁外，不用食其他果菜。常用的食物有面条、面片、馄饨、粥类、肉末、鱼肉、鸡蛋羹等。

（四）流质膳食

1. 特点

流质膳食是极易消化、含渣很少、呈液态或在口腔能溶化为液态的膳食。其所供给的热能及其他营养素均不足，不宜长期食用。

2. 适用对象

流质膳食主要适用于极度衰弱、咀嚼困难、高热、急性重症、消化道出血以及进行肠道手术术前准备等的患者。由肠外营养向全流质或者半流质膳食过渡之前，宜先采用清流质或不胀气流质。清流质的食物也可用于严重衰弱患者初期和急性腹泻患者。颌面部及口腔术后可进食浓流质食物。咽喉部术后1～2 d宜进食冷流质食物。

3. 流质膳食种类

（1）普通流质膳食。普通流质膳食包括米汤、各类米面糊、豆浆、嫩豆腐脑、各类肉汤、果汁、牛奶、麦乳精等，适用于无特殊膳食要求且又适用流质膳食的患者。

（2）清流质膳食。清流质膳食是一种限制较严的流质膳食，是不含食物残渣、不产气的液体膳食，比一般普通流质膳食更清淡。其适用于消化道及腹部手术后试餐，也可用于急性腹泻和严重衰弱患者初期食用。忌用牛奶、豆浆、浓糖及一切易致胀气的食品，可以食用过箩牛肉汤及排骨汤、过箩菜汤及米汤、很稀的藕粉及鲜果汁、西红柿汁等，每餐数量不宜过多。因为清流质膳食所供给的能量及各类营养素均不足，如果长期食用易导致营养不良，所以其只适宜短期食用。

（3）浓流质膳食。浓流质膳食是指无渣、较稠的食物，如麦乳精、牛奶、各类米面糊、鸡蛋薄面糊、较稠的藕粉等，常适用于口腔、头面部手术及颈部手术后且消化和吸收功能良好的患者。

（4）冷流质膳食。冷流质膳食是指冷的无刺激性的流质食品，适用于咽喉部患者术后1～2 d及消化道出血患者。忌用热酸性及含刺激性香料的食品，以避免对伤口的刺激。可以食用冰淇淋、冷牛奶、奶酪、雪糕、冰棍等。

（5）不胀气流质膳食。不胀气流质膳食适用于腹部和盆部手术后患者，因此忌蔗糖、牛奶、豆浆等产气食品。

4. 膳食原则

（1）保证适当的能量供给。流质膳食所提供的营养素及能量均不能满足人体需要，其中清流质能量最低，每日总能量约为 3.35 MJ，浓流质最多可达 6.69 MJ，故其只能作为过渡期膳食短期食用。为了增加膳食中的能量，在病情允许的情况下，可给予少量易消化的脂肪，如芝麻油、奶油、黄油或花生油等。

（2）选用流质食物。所用食物均呈液态，或进入口腔后即溶化成液态，容易被吞咽及消化，同时应甜咸适宜，以增进食欲。

（3）少量多餐。每餐摄入量以 200 ～ 250 mL 为宜，每日可安排 6 ～ 7 餐。

二、治疗膳食

治疗膳食是指根据患者不同的生理及病理情况，调整膳食的质地和成分，从而起到协助治疗作用的膳食。治疗膳食以平衡膳食为基础，在调整某种营养素的摄入量时，要考虑与其他营养素之间的关系，要配比合理，且膳食的制备应适合患者的消化、吸收和耐受力，要考虑患者的饮食习惯。

（一）高能量膳食

高能量膳食是指其能量供给高于正常人的供给标准，可迅速为机体补充能量，改善患者的不良状态，满足其疾病状态下的高代谢需要。

1. 适用范围

（1）分解代谢增强者，如癌症、甲状腺功能亢进症、严重烧伤、高热等患者。

（2）合成代谢不足者，如重度消瘦、营养不良和吸收障碍综合征等患者。

2. 膳食原则

（1）增加进食量。高能量膳食主要是增加能量的供给量。增加摄入量应由少到多，少量多餐，避免造成肠胃功能紊乱。除三餐外，可分别在上午、下午或晚上加 2 ～ 3 餐。

（2）应根据病情调整供给量。病情程度决定了患者的能量需求。例如，成年烧伤患者每日能量需求约为 16.80 MJ，远高于正常人的需要量。一般患者可按照每天 1.25 MJ 左右的增加量进行调整。

（3）符合平衡膳食要求。为保证有充足的能量，膳食应含有足量的碳水化合物、蛋白质和适量的脂肪，同时要相应地增加维生素和矿物质的供给，尤其是与能量代谢关系紧密的维生素 B_1、维生素 B_2 和烟酸。因为蛋白质的摄入量增加会导致尿钙排出增加，容易出现负钙平衡，因此应及时补钙。同时，为防止血清脂质升高，在设计食谱时应尽可能降低饱和脂肪酸、胆固醇和精制糖的含量。

（二）低能量膳食

低能量膳食是指膳食中所提供的能量低于正常需要量，目的是减少体脂储存，减轻体重，或者减轻机体能量代谢负担，以控制病情。

1.适用范围

需要减轻体重的患者，如单纯性肥胖、糖尿病、高血压、高血脂、冠心病等患者。

2.膳食原则

除了限制能量供给外，其他营养素应尽量满足机体的需要。能量供给量要逐渐递减，以利于机体消耗储存的体脂，并减少不良反应。

（1）减少膳食总能量。减少量视患者情况而定，但每日总能量的摄入量应不低于 3.34 ~ 4.18 MJ，以防体脂动员过快，引起酮症酸中毒。

（2）蛋白质供给量应充足。由于限制能量供应而使主食的摄入量减少，蛋白质供给量应提高，占总能量的 15% ~ 20%，每日蛋白质供应量应不少于 1 g/kg，优质蛋白质应占 50% 以上，以防止瘦肉组织分解。

（3）适当减少脂肪和碳水化合物。碳水化合物约占每日总能量的 50%，一般为每日 100 ~ 200 g，要减少精制糖的供给。限制脂肪的摄入，主要减少动物脂肪和含饱和脂肪酸较多的油脂，但要保证必需脂肪酸的供给，脂肪应占总能量的 20% 左右。

（4）适当减少食盐的摄入量。患者在体重降低后可能会出现水钠潴留，所以应适当减少食盐的摄入量。

（5）矿物质和维生素充足。由于总食量减少，易出现矿物质和维生素的摄入不足，必要时可用人工制剂补充。

（6）满足饱腹感。多摄入富含膳食纤维的蔬菜和含糖量低的水果，必要时可选用琼脂类食品，以增加饱腹感。

（三）高蛋白膳食

高蛋白膳食是指蛋白质供给量高于正常需要量的一种膳食。创伤、感染或其他原因引起机体蛋白质消耗量增加，或者机体处于康复期时，蛋白质合成增加，需要增加膳食蛋白质的供给量。为了使蛋白质更好地被机体利用，需要同时增加能量的摄入量，以减少蛋白质的分解供能。

1.适用范围

（1）明显消瘦、营养不良、手术前后、肾病综合征、烧伤、创伤等患者。

（2）慢性消耗性疾病患者，如恶性肿瘤、贫血、结核病、溃疡性结肠炎等患者，或其他消化系统炎症的恢复期患者。

2. 膳食原则

高蛋白膳食一般不需要特别制备，在原来膳食的基础上增加一些富含蛋白质的食物即可，如在午餐和晚餐中增加一个肉菜（如炖牛肉、炒羊肉），或者额外加餐。

（1）蛋白质。蛋白质成人摄入量为 100～120 g/d。

（2）脂肪和碳水化合物。碳水化合物应适当增加，以避免蛋白质作为能量被消耗，每日碳水化合物的摄入量以 400～500 g 为宜。脂肪应适量，防止血脂升高，每日摄入量为 60～80 g，每日摄入总能量约 12.56 MJ。

（3）矿物质。高蛋白膳食容易增加尿钙排出，长期摄入高蛋白膳食易出现负钙平衡。膳食中应增加钙的供给量，可选用含钙质丰富的乳类和豆类食物。

（4）维生素。长期食用高蛋白膳食，维生素 A 的需要量也要随之增加，且营养不良者一般体内维生素 A 存储量会下降，应及时补充。维生素 B_1、维生素 B_2 和烟酸与能量代谢关系密切，应供给充分。此外，贫血患者还应补充富含维生素 C、维生素 B_{12}、维生素 K、叶酸、铁、锌、铜等的食物。

（5）与其他治疗膳食相结合。蛋白质摄入量的增加应循序渐进，并根据患者情况及时调整，还可与其他治疗膳食配合使用，如高能量高蛋白膳食。推荐的膳食能氮比为（0.42～0.84 MJ）：1 g，平均为 0.63 MJ：1 g，以避免蛋白质被用于供能，防止出现负氮平衡。

（四）低蛋白膳食

低蛋白膳食是指蛋白质含量低于正常需要量的一种膳食，其目的是减少体内含氮废物的积累，减轻机体肝、肾负荷。

1. 适用范围

（1）急性肾炎、慢性肾衰竭及尿毒症等患者。

（2）肝昏迷或肝昏迷前期患者。

2. 膳食原则

（1）蛋白质。每日蛋白质的摄入量应少于 40 g，为了满足身体需要，尽量选用优质蛋白质，如蛋类、乳类、瘦肉类等，以保证必需氨基酸的供应，避免出现负氮平衡。根据病情随时调整蛋白质的供给量，以促进术后康复。

（2）能量。能量供给充足可节约蛋白质，减少机体组织的分解。可用甜薯、芋头、麦淀粉、马铃薯等蛋白质含量低的食物代替部分主食，以减少植物蛋白质的摄入。能量供给量应根据病情随时调整。

（3）矿物质和维生素。蔬菜和水果要供给充足，以满足患者对矿物质和维生素的需要。矿物质的供给量需要根据病情进行调整，如急性肾炎患者应限制钠的供给。

（4）科学的烹调方法。低蛋白膳食往往不易引起人的食欲，加上患者食欲普遍较差，烹调中更应该注意食物的色、香、味、形和多样化，以增进患者的食欲。

（五）低脂肪、低胆固醇膳食

低脂肪、低胆固醇膳食是限制脂肪和胆固醇摄入量的膳食。食用其的目的是降低血清胆固醇、三酰甘油和低密度脂蛋白的水平，以降低动脉粥样硬化的风险。

1. 适用范围

高脂蛋白血症、高血压、高胆固醇血症、高三酰甘油血症、冠心病、动脉粥样硬化、肥胖症、胆石症等患者。

2. 膳食原则

（1）控制总能量。应控制膳食摄入的总能量，以达到或维持理想体重。但成人每日能量供给量不应少于 4.18 MJ。碳水化合物应占能量的 60% ～ 70%，并以复合碳水化合物为主，减少单糖的摄入，以避免血脂，尤其是三酰甘油水平的升高。

（2）限制脂肪的摄入量和调整脂肪酸的构成。限制总脂肪量，使脂肪供能不超过总能量的 20% ～ 25%，成人每日脂肪的摄入量大致为 40 g，一般不超过 50 g。因饱和脂肪酸容易引起血脂升高，增强血小板凝集及促进血栓形成，进而促进动脉粥样硬化的形成，故应减少摄入，使其低于膳食总能量的 10%。

（3）限制膳食中胆固醇的摄入量。每日胆固醇的摄入量应不高于 200 mg。食物中的胆固醇全部来源于动物性食物，因此在限制胆固醇时应注意保证优质蛋白质的供给，可选择优质的植物性蛋白质（如大豆及其制品）代替部分动物性蛋白质。

（4）充足的维生素、矿物质和膳食纤维。适当选用新鲜蔬菜和水果、粗粮、杂粮，以满足维生素、矿物质和膳食纤维的供给量。适量的脱脂乳和豆制品可供给足量的钙。因膳食中多不饱和脂肪酸比例增加，故应相应增加维生素

E、维生素 C、胡萝卜素和硒等抗氧化营养素的供给。高血压患者应减少食盐的摄入量。

（六）限盐膳食

限盐膳食是指限制膳食中钠的含量，以减轻由于水、电解质代谢紊乱而出现的水钠潴留。限盐以限制食盐、酱油及味精的摄入量为主。

钠作为人体必需元素，它的正常需要量仍未确定。临床上限盐膳食分为三种。①低盐膳食：全日供钠 2 000 mg 左右，每日烹调用盐限制在 2～4 g 或酱油 10～20 mL，如用味精，应少于 1 g；忌用一切咸食，如香肠、咸蛋、咸鱼、酱菜、辣酱等。②无盐膳食：全日供钠 1 000 mg 左右，烹调时不加盐或酱油，可用糖、醋等进行调味；忌用一切咸食。③低钠膳食：全日供钠低于 500 mg；除要求无盐膳食外，忌用含钠高的食物，如油菜、芹菜等蔬菜及松花蛋、豆腐干、猪肾等。

1.适用范围

心功能不全，肝硬化腹水，急、慢性肾炎，高血压，水肿，先兆子痫等患者。

2.膳食原则

（1）依据病情程度及时调整钠的摄入量。肝硬化伴有腹水患者开始时可用无盐或低钠膳食，随后可逐渐改为低盐膳食，待腹水消失后，可恢复正常饮食。有高血压或水肿的肾小球肾炎、肾病综合征、妊娠子痫的患者使用利尿剂时采用低盐膳食，不使用利尿剂而水肿严重者，采用无盐或低钠膳食，不伴有高血压或水肿及尿钠增多者不宜严格限制钠的摄入量。总之，应根据 24 h 尿钠排出量、血钠和血压等指标确定是否需要限钠及其限制程度。

（2）根据病情及时调整钾的摄入量。正常情况下，人体内的钠和钾在某些酶的作用下保持相对稳定的浓度和比例。长期食用低钠膳食，血中钠离子浓度过低，醛固酮分泌量增加，会使钠在肾小管内的重吸收增加，尿钠排出量减少甚至零排出，而钾的排出量随之增加，如果同时使用高效或中效利尿剂（排钾排钠），则易出现低血钾。若长期使用低效利尿剂（排钠留钾），又易出现高血钾。因此，对食用限钠膳食的患者应密切监测血钾浓度。

（3）根据食量合理选择食物。为了改善营养状况、增加患者食欲，对食量少者可适当放宽选择范围。

（4）科学烹调。食盐是重要的调味剂，低盐膳食容易让人失去食欲，因此应注意烹调方式以提高患者食欲。一些含钠高的食物，如雪里蕻、芹菜、菜心、豆腐干等，可用水煮或浸泡去汤方法减少其钠含量，用酵母代替食碱或发酵粉制作花卷、馒头也可以减少钠供给量，使节约下来的钠量允许在烹调时用食盐或酱油补充调味。此外，也可采用番茄汁、糖醋等调味。烹调时注意色、香、形，以刺激患者食欲。也可选择市售的低钠盐或无盐酱油，但是这类调味剂是以氯化钾代替氯化钠，因此高血钾者不宜使用。

（七）高纤维膳食

高纤维膳食亦称多渣膳食，是一种膳食纤维和结缔组织含量丰富的膳食。食用其的目的是刺激肠蠕动，增加粪便量。

1.适用范围

适用于单纯性（迟缓性）便秘、高脂血症、糖尿病、肥胖症等患者，也可用于误吞异物者。

2.膳食原则

多食茎叶类蔬菜，以增加膳食纤维的摄入量（每日可达 40 g 以上），增加粪便的重量和体积，刺激肠蠕动，增强排便能力。单纯性便秘及误吞异物者可尽量选用含粗纤维丰富的食物，如芹菜、韭菜、麸皮等以及产气多的根茎类蔬菜。烹调时可适当增加植物油的用量，以有利于排泄，保证每日饮水量在 2 500 ～ 3 000 mL 或更多，同时膳食中可添加有润肠通便作用的食物，如香蕉、芝麻、核桃、蜂蜜等。

（八）低纤维膳食

低纤维膳食亦称少渣膳食，是一种膳食纤维和肌肉、结缔组织含量极少、易消化的膳食。食用其的目的是减少膳食纤维对胃肠道的刺激和梗阻，减慢肠蠕动，减少粪便量。

1.适用范围

（1）消化道狭窄并有梗阻危险的患者，如食管或肠狭窄、食管或胃底静脉曲张。

（2）痢疾、伤寒、肠憩室病、肠道肿瘤、急（慢）性肠炎、肠道手术前后、痔瘘等患者。

（3）可以作为全流质膳食过渡到软食或普通膳食之间的膳食。

2.膳食原则

（1）限制膳食纤维的含量。尽量少用富含膳食纤维的食物，如蔬菜、水果、整粒豆、硬果、粗粮以及含结缔组织多的动物跟腱、畜肉，选用的食物应质地软、少渣并且便于咀嚼和吞咽，如肉类应选用嫩的瘦肉部分，蔬菜选用嫩叶部分，瓜类应去皮，水果类可以榨成果汁。

（2）脂肪。脂肪含量应适当降低，如腹泻患者对脂肪的消化吸收能力较弱，易致脂肪泻，故应控制膳食中的脂肪含量。

（3）烹调方法。将食物切碎煮烂，做成泥状，忌用油煎、炸的烹调方法，禁用刺激性调味品。

（4）注意营养均衡。蔬菜和水果摄入受限，容易引起维生素和矿物质的缺乏，必要时可补充相应制剂。餐次上要少量多餐，既可以补充营养素，又可以减轻消化道刺激。

（九）低嘌呤膳食

嘌呤在体内主要以嘌呤核苷酸的形式存在，有着重要的生理功能。其在体内代谢的最终产物是尿酸。如果嘌呤代谢紊乱，使血清中尿酸水平升高，或肾脏排出量减少，就会引起高尿酸血症，严重时会出现痛风症状。此类患者必须严格限制膳食中嘌呤的含量。

1.适用范围

低嘌呤膳食适用于痛风患者及无症状高尿酸血症者。

2.膳食原则

（1）限制嘌呤的摄入量。选用嘌呤含量低于 150 mg/100 g 的食物，禁止食用嘌呤含量高的食物，如鱼干、牡蛎、干贝、猪肝、香菇等。

（2）限制总能量的摄入量。每日能量的摄入量应比正常人减少 10% ～ 20%，为了避免出现酮血症，肥胖症患者应逐渐递减。

（3）适当限制蛋白质的摄入量。每日蛋白质的摄入量为 50 ～ 70 g，并以含嘌呤少的谷薯类为主要来源，可用植物蛋白代替含嘌呤高的动物蛋白，或选用含核蛋白很少的鸡蛋、乳类等动物蛋白。

（4）限制胆固醇的摄入量。例如，羊肝、猪肾、猪脑、鱼子等食物应限制摄入。

（5）适量限制脂肪的摄入量。痛风患者多伴有高脂血症和肥胖症，且脂肪可减少尿酸排泄，故应适量限制。每日脂肪的摄入量应占总能量的 20% ～ 25%，为 40 ～ 50 g，同时减少烹调用油。

（6）合理供给碳水化合物。碳水化合物有抗生酮作用，并可促进尿酸的排出，每日摄入量应该占总能量的 60% ~ 65%。由于果糖会促进核酸的分解，增加尿酸的生成，故应减少果糖类食物的摄入，如蜂蜜。

（7）保证蔬菜和水果的摄入量。尿酸及尿酸盐在碱性环境中易被中和、溶解，B 族维生素和维生素 C 也可以促进尿酸盐的溶解，因此应多食用富含维生素的碱性食物，如蔬菜和水果。

三、试验膳食

试验膳食是指在临床诊断或治疗的过程中，短时间内调整患者的膳食成分，增加或减少某些营养素，以配合和协助临床诊断或观察疗效的膳食。

（一）潜血试验膳食

潜血试验膳食有助于了解消化道的出血情况，适用于大便潜血试验的准备，以协助诊断有无消化道出血。

1. 原理

粪便中混有的肉眼或显微镜见不到的血称为潜血。一般使用联苯胺法检测。血红蛋白中的血红素能催化过氧化氢，将联苯胺氧化为蓝色的联苯胺蓝。根据颜色的深浅可判断潜血数量。膳食中铁元素会干扰实验结果，故试验膳食中禁用富含铁的食物。

2. 膳食要求

试验前 3 d 停止食用含铁丰富的食物，如动物血、红肉类、肝脏、蛋黄、深绿色蔬菜等；可选用铁含量低的食物，如牛奶、蛋清、豆制品、萝卜、去皮马铃薯、大白菜、豆芽菜、花菜、米、面、橙子、苹果等。

（二）肌酐试验膳食

食用肌酐试验膳食的主要目的有以下两个：①检查内生肌酐清除率，评价患者的肾小球滤过功能；②测定肌酐系数，了解肌无力患者的肌肉功能。肌酐试验膳食主要适用于肾盂肾炎、肾小球肾炎、尿毒症、重症肌无力等患者。

1. 原理

肌酐是体内蛋白质和含氮物质的代谢产物，最终会随尿液排出体外。内生肌酐主要由肌肉中的肌酸转化而来，在机体中的量比较恒定，在血浆中的浓度较为稳定。肌酐经肾小球滤过后排出体外，肾小管既不重吸收也不分泌，因此清除率是反映肾小球滤过功能的十分灵敏的指标，也是检测早期肾损害的有效方法。受试者先进食 3 d 低蛋白的膳食，以清除体内外源性肌酐，然后测定 24 h 血浆肌酐浓度和尿液肌酐含量，计算内生肌酐清除率。

2. 膳食要求

试验前 3 d 禁用肉类等高蛋白食品，在蛋白质限量范围内可选用牛奶、鸡蛋和豆类食物。蔬菜、水果可正常食用。主食中蛋白质含量为 7% ～ 10%，故全天主食应不超过 300 g，以免蛋白质超量；可采用马铃薯、甜薯、藕粉、甜点心等富含碳水化合物的低蛋白食物替代。忌饮茶和咖啡。

（三）胆囊造影膳食

胆囊造影膳食主要用于配合胆囊造影术，检查胆囊和胆管疾病，有助于观察胆囊和胆管的形态与功能是否正常。其主要适用于慢性胆囊炎与胆石症、疑似胆囊及胆管功能障碍等患者。

1. 原理

先口服碘剂，碘剂经小肠吸收进入肝脏，与胆汁一起进入胆管和胆囊，经 X 线显影可见胆囊、胆管的形态、大小及有无结石。之后进食高脂肪膳食，观察摄入脂肪后胆囊收缩与排空的状况。

2. 膳食要求

造影前一天的午餐应进食高脂肪膳食，膳食中脂肪含量应不少于 50 g，促使胆囊排空胆汁，有助于含碘剂的胆汁进入胆囊，可选用煎鸡蛋、动物肥肉、全脂牛奶、奶油、巧克力等；晚餐应进食无脂肪高碳水化合物的少渣膳食，即除主食外，不用烹调油和含蛋白质的食物，如米饭、馒头、面包、藕粉、马铃薯、红薯、山药、果汁等，防止刺激胆汁分泌和排出；晚餐后口服碘剂，之后禁食和禁烟；检查当天早晨禁食，口服碘剂 14 h 后开始摄片。如果显影明显，再进食高脂肪膳食一次，刺激胆囊收缩排空，重新胆囊造影，观察胆囊、胆管的变化。

第三节 肠内营养与肠外营养

一、肠内营养

（一）概述

肠内营养（EN）是经胃肠道提供代谢需要的营养物质及其他各种营养素的营养支持方式。肠内营养是胃肠功能正常的患者进行营养支持首选的治疗手段。肠内营养的途径有口服和经导管输入两种，其中经导管输入包括鼻胃管、鼻十二指肠管、鼻空肠管、胃造瘘管、空肠造瘘管、经皮内镜下胃造瘘及经皮内镜下空肠造瘘。

经口摄食不足或不能正常进食但胃肠道有消化吸收功能的患者，包括神经系统疾病伴吞咽障碍、认知障碍、意识障碍的患者，可以应用肠内营养支持。

总之，要努力实施肠内营养支持，即使暂时不成功，也要尽可能创造条件去反复尝试肠内营养，因为临床患者一旦耐受了肠内营养，将受益无穷。

（二）优点

（1）营养物质经门静脉系统吸收输送至肝脏，有利于内脏（尤其是肝脏）的蛋白质合成及代谢调节。

（2）长期持续应用全肠外营养会使小肠黏膜细胞和营养酶系的活性退化，而肠内营养可以改善和维持肠道黏膜细胞结构与功能的完整性，有防止肠道细菌移位的作用。

（3）肠外营养导致内脏血流与心搏出量增加，使代谢营养物质消耗的能量增加。肠内营养符合生理状态，对循环干扰较少。

（4）在同样热卡与氮量的条件下，应用肠内营养的患者的体重增长、氮潴留均优于全肠外营养。

（5）肠内营养较价廉，对技术和设备的要求较低，使用简单，容易临床管理。

（三）配方的选择

可供临床选用的肠内营养配方很多，各个配方的成分与营养价值差别很大。

肠内营养配方的选择取决于营养配方的成分，如蛋白质、糖类与脂肪的来源及比例，各配方的膳食纤维、维生素和矿物质含量以及对营养支持目标的确认。

胃肠功能正常者首选整蛋白配方，有条件时可选用含有膳食纤维的整蛋白标准配方；消化或吸收功能障碍患者应选用短肽型或氨基酸型配方；便秘患者应选用含不溶性膳食纤维配方；限制液体摄入量的患者应选用高能量配方；糖尿病或血糖升高患者有条件时可选用糖尿病适用型配方；高脂血症或血脂升高患者应选用优化脂肪配方；低蛋白血症患者应选用高蛋白配方；病情复杂患者应根据主要临床问题进行营养配方选择。

根据输注途径选择肠内营养配方，直接输入小肠的营养液应尽可能选用等渗配方。由于胃具有缓冲作用，通过鼻胃管输注的营养液对配方浓度的要求不高（与经小肠输注的营养液相比）。

若患者对肠内营养不能耐受，出现恶心、呕吐、反流、腹胀、腹泻的症状，要减慢输注速度和（或）减少输注总量。同时，寻找原因，对症处理。若患者症状仍不缓解，可改为肠外营养。

（四）输注途径

肠内营养输注途径的选择主要取决于患者胃肠道解剖的连续性、功能的完整性、肠内营养实施的预计时间、有无误吸可能等因素。常用的途径有口服和管饲（鼻胃管、鼻肠管、经皮内镜下胃造口、经皮内镜下空肠造口等），临床上应用最多的是鼻胃管和经皮内镜下胃造口。

口服与管饲的区别在于管饲可以保证营养液的均匀输注，可以充分发挥胃肠道的消化吸收功能。口服对胃肠道功能的要求较高，只适合能口服摄食但摄入量不足者。

鼻胃管喂养的优点在于胃的容积大，对营养液的渗透压不敏感，适用于各种完全性营养配方。其缺点是有反流与误吸的危险，长期使用可出现咽部红肿、不适，增加呼吸系统并发症。聚氨酯或硅胶树脂制成的细芯导管（型号5F～12F）比较光滑、柔软、富有弹性，可以增加患者舒适度，减少组织压迫坏死的风险，能保证鼻饲管的长期应用，尤其适合家庭肠内营养患者。从鼻尖到耳垂再到剑突的距离即为喂养管到达胃部的长度，一般为55 cm，再进30 cm则表示可能已进入十二指肠（但需要证实）。

鼻肠管置管操作可以在患者床旁进行，也可在内镜或X线辅助下进行。床旁放置鼻肠管宜采用管端封有金属珠的特殊导管，利用其重力便于通过胃进入十二指肠，也可通过内镜辅助，使导管通过幽门进入十二指肠，再随肠道蠕动进入空肠。导管位置可通过注射空气后听诊、抽吸内容物测定 pH 值，利用 X 线透视等方式判断。在内镜或 X 线辅助下放置鼻肠管的成功率可达 85% ～ 95%。

经皮内镜下胃造口管饲肠内营养可提高管饲耐受性。胃造口可采取手术（剖腹探查术或腹腔镜手术）或非手术方式。经皮内镜下胃造口术无须全麻，创伤小，术后可立即灌食，可置管数月至数年，满足长期喂养的需求。

空肠造口可以在剖腹手术时实施，包括空肠穿刺插管造口或空肠切开插管造口，也可以直接在内镜下进行。其优点在于可避免反流与误吸，并可同时实行胃肠减压，因此尤其适用于十二指肠或胰腺疾病患者以及需要长期营养支持的患者。

（五）输注方式

肠内营养的输注方式有一次性投给、间歇性重力滴注和经泵连续输注。具体采用方式取决于营养液的性质、喂养管的类型与大小、管端的位置及营养素的需要。目前，临床上多主张采用经泵连续输注来实施肠内营养，特别是对重症患者来说，这一方式使其胃肠道不良反应减少，且营养治疗效果好。

开始应为低浓度、低剂量、低速度，滴注速率与总用量逐天增加。肠内营养的起始容量为 500 mL/d，应尽早（2 ～ 5 d）达到全量，速度从慢到快，要在 12 ～ 24 h 内输注完毕。若能在 3 ～ 5 d 达到维持剂量，则说明胃肠道能完全耐受肠内营养。

为保证对营养物质的充分消化吸收，可将患者丢失的消化液加以收集回输，尤其是消化道外瘘的患者。

评价肠内营养支持安全性及有效性的一个重要指标是胃肠道有无潴留。放置鼻胃管的危重病患者胃底或胃体的允许潴留量 ≤ 200 mL，而胃肠造口管的允许潴留量 ≤ 100 mL。

持续输注营养液过程中，应每隔 4 h 就用 20 ～ 30 mL 的温水冲洗导管，在中断输注或给药前后也应予以冲洗。营养液中的酸性物质可以引发蛋白质沉淀而导致堵管，若温水冲洗无效，则可采用活化的胰酶制剂、碳酸氢钠冲洗，也可采用特制的导丝通管。

二、肠外营养

（一）概述

肠外营养是经静脉为无法经胃肠道摄取营养物质或摄取的营养物质不能满足自身代谢需要的患者提供包括氨基酸、脂肪、糖类、维生素及矿物质在内的营养素，以抵制分解代谢，促进合成代谢并维持结构蛋白的功能。肠外营养分为完全肠外营养和部分补充肠外营养。其目的是使患者在无法正常进食的状况下仍可以维持营养需要、增加体重和愈合创伤，使幼儿可以继续生长、发育。

（二）适应证

1. 肠外营养的基本适应证

（1）长时间（＞7 d）不能进食或不能经肠内途径摄入每天所需热量、蛋白质或其他营养素者。

（2）由于严重胃肠道功能障碍或不能耐受肠内营养而需要营养支持者。

2. 肠外营养疗效显著的强适应证

（1）胃肠道梗阻，如贲门癌、幽门梗阻、高位肠梗阻。

（2）胃肠道吸收功能障碍。①短肠综合征：广泛小肠切除70%～80%。②小肠疾病：免疫系统疾病、肠缺血、多发肠瘘。③放射性肠炎。④严重腹泻、顽固性呕吐＞7 d。

（3）重症胰腺炎。先输液抢救休克，待生命体征平稳后，若肠麻痹未消除、无法完全耐受肠内营养则属肠外营养适应证。

（4）高分解代谢状态。例如，大面积烧伤、严重复合伤、感染等。

（5）严重营养不良。蛋白质-热量营养不良常伴胃肠功能障碍，无法耐受肠内营养。

（6）营养不良或存在并发症（如顽固性腹泻、并发其他感染、接受化疗）的获得性免疫缺陷性疾病患者。

3. 肠外营养支持有效的适应证

（1）大手术、创伤的围手术期。营养支持对营养状态良好者无显著作用，相反可能使并发症增加，但对严重营养不良患者可减少术后并发症。严重营养不良者需要在术前进行营养支持7～10 d；预计大手术后5～7 d胃肠功能不能恢复者应于术后48 h内开始肠外营养支持，直至患者能有充足的肠内营养或足够的进食量。

（2）肠外瘘。在控制感染、充分和恰当的引流情况下，营养支持已能使过半数的肠外瘘自愈，确定性手术成为最后一种治疗手段。肠外营养支持可减少胃肠液分泌及瘘的流量，有利于控制感染，改善营养状况，提高治愈率，降低手术并发症的发生率和死亡率。

（3）炎性肠道疾病。当克罗恩病、溃疡性结肠炎、肠结核等患者处于病变活动期，或并发腹腔脓肿、肠瘘、肠道梗阻及出血等时，肠外营养是其重要的治疗手段，可缓解症状，改善营养，使其肠道得以休息，从而有利于肠黏膜的修复。

（4）严重营养不良的肿瘤患者。对于体重丢失 ≥ 10%（平时体重）的患者，应于术前 7 ～ 10 d 进行肠外或肠内营养支持，直至术后改用肠内营养或恢复进食为止。

（5）重要脏器功能不全。①肝功能不全：肝硬化患者进食量不足将导致营养负平衡，因此对于肝硬化或肝肿瘤围手术期、肝性脑病、肝移植后 1 ～ 2 周，不能进食或接受肠内营养者应给予肠外营养支持。②肾功能不全：急性分解代谢性疾病（感染、创伤或多器官功能衰竭）合并急性肾衰竭、慢性肾衰竭透析患者合并营养不良，因不能进食或接受肠内营养而需要肠外营养支持。慢性肾衰竭透析期间可由静脉回输血时输注肠外营养混合液。③心、肺功能不全：常合并蛋白质能量混合型营养不良。肠内营养能改善慢性阻塞性肺疾病（COPD）临床状况和胃肠功能，可能有利于心力衰竭的患者（尚缺乏证据）。COPD 患者理想的葡萄糖与脂肪供能比例尚未定论，但应提高脂肪比例，控制葡萄糖总量及输注速率，提供蛋白质或氨基酸，对危重肺病患者应用足量谷氨酰胺，这有利于保护肺泡内皮及肠道相关淋巴组织，减少肺部并发症。④炎性粘连性肠梗阻：围手术期肠外营养支持 4 ～ 6 周，有利于肠道功能恢复，缓解梗阻。

（6）7 ～ 10 d 无法提供充足的肠内营养者。

4.肠外营养无肯定疗效的弱适应证

（1）营养状态良好，处于轻度应激而消化功能在 7 ～ 10 d 可以恢复者。

（2）肝、肾等脏器移植后功能尚未恢复期间。

（三）禁忌证

（1）胃肠功能正常、适应肠内营养或 5 d 内可恢复胃肠功能者。

（2）不可治愈、无存活希望而盲目延长治疗者，脑死亡、临终或不可逆昏迷患者。

（3）需做急诊手术、术前不宜实施营养支持者。

（4）心血管功能、严重代谢紊乱尚未控制或处于纠正期间的患者。

（5）营养状况良好且仅需肠外营养支持少于 5 d 者。

（6）预计发生肠外营养并发症的危险性大于其可能带来的益处者。

（四）输注途径

肠外营养输注途径的选择取决于患者的血管穿刺史、静脉解剖条件、凝血状态、预期使用肠外营养的时间、护理的环境（住院与否）以及原发疾病的性质等因素。住院患者最常选择短暂的外周静脉或中心静脉穿刺插管；非住院的长期治疗患者以经外周静脉或中心静脉置管，或植入皮下的输液盒最为常用。

1. 经外周静脉的肠外营养途径

（1）适应证。①短期肠外营养（＜2 周），营养液渗透压低于 900 mOsm/（L·H_2O）者；②中心静脉置管禁忌或不可行者；③导管感染或有脓毒症者。

（2）优缺点。优点是该方法简便易行，可避免中心静脉置管相关并发症（机械、感染），且容易早期发现静脉炎的发生；缺点是输液渗透压不能过高，需要反复穿刺，易发生静脉炎，故不宜长期使用。

2. 经中心静脉的肠外营养途径

（1）适应证。肠外营养超过 2 周，且营养液渗透压高于 900 mOsm/（L·H_2O）者。

（2）优缺点。经中心静脉置管途径有锁骨下静脉置管、经脉内静脉置管和经外周静脉至中心静脉置管。经锁骨下静脉置管易活动和护理，主要并发症是气胸。经颈内静脉置管使转颈活动和贴敷料稍受限，局部血肿、动脉损伤及置管感染并发症稍多。经外周静脉至中心静脉置管（PICC）容易置入，可避免气胸等严重并发症，但增加了血栓性静脉炎和插管错位发生率及操作难度。

（五）肠外营养系统

1. 不同系统的肠外营养

（1）多瓶串输。在肠外营养开展的早期，多瓶营养液通过"三通"或 Y 形输液接管混合串输。此方法虽简便易行，但弊端较多，而且需要频繁地调整血糖及电解质，故不提倡。

（2）全营养混合液或全合一营养液。全营养液无菌混合技术是采用全合一营养液混合方法，将患者全天所需的各种营养成分（葡萄糖、脂肪乳剂、氨基酸、电解质、维生素及微量元素）注入 3 L 营养袋中混合，然后静脉输注。这种方法使肠外营养液输入变得更方便，而且各种营养素的同时输入对合成代谢更合理。由于聚氯乙烯（PVC）袋的脂溶性增塑剂可致一定的毒性反应，聚乙烯醋酸酯已被作为目前肠外营养袋的主要原料。为保证全营养混合液内各成分的稳定性，配制时应按规定的顺序进行。

（3）隔膜袋。近年来，新技术、新型材质塑料（聚乙烯、聚丙烯聚合物）已用于肠外营养液成品袋生产。新型全营养液产品（两腔袋、三腔袋）可在常温下保存 24 个月，避免了医院内配制营养液的污染问题，能够更安全、便捷地用于不同营养需求患者经中心静脉或经周围静脉的肠外营养液输注。其缺点是无法做到配方的个体化。

2. 肠外营养配液的成分调整依据

根据患者的营养需求及代谢能力，调整营养制剂的组成。

3. 肠外营养的特殊基质

现代临床营养采用了新的措施，进一步改进营养制剂以提高患者的耐受性。为适应营养治疗的需求，对特殊患者要提供特殊营养支持，以提高患者的免疫功能，改善其肠屏障功能，提高其机体抗氧化能力。新型特殊营养制剂有以下几种：①脂肪乳剂，包括结构脂肪乳剂，长链、中长链脂肪乳剂及富含 $\omega-3$ 脂肪酸的鱼油脂肪乳剂等；②氨基酸制剂，包括精氨酸、谷氨酰胺双肽和牛磺酸等。

第四章 特定人群的营养指导

第一节 特定生理阶段人群的营养

一、孕妇的营养

妊娠是一个复杂的生理过程，孕妇在妊娠期间需要进行一系列的生理调整，以适应胎儿在体内的生长发育。因此，孕妇的营养状况对整个妊娠过程、胎儿的生长发育具有极为重要的作用。

（一）孕妇的生理特点

孕妇的生理情况与正常人相比有以下几个方面的变化。

1. 血容量的变化

因为怀孕后母体血容量开始增加，而增加的幅度较红细胞增加幅度大，致使血液相对稀释，血红蛋白浓度下降，所以孕妇会出现生理性贫血。

2. 消化系统的变化

因激素的变化会引起平滑肌松弛、消化液分泌减少、胃肠蠕动减慢，所以孕妇常出现胃肠胀气及便秘的情况，尤其是孕早期常有恶心、呕吐等妊娠反应。

3. 泌尿系统的反应

妊娠期，孕妇的肾小球滤过率增高，同时使某些营养物质被过滤掉而损失，如表现为糖尿。另外，妊娠期体内水分贮留增加，特别是孕后期下肢常会出现水肿，如血压正常而仅有下肢凹陷性水肿，属生理现象。

4. 内分泌系统的变化

妊娠期，孕妇全身内分泌腺的功能都会发生不同程度的改变，特别表现在甲状腺功能旺盛，碘的需要量增加。

5. 体重的变化

在整个妊娠期，健康的体重增加在 12～15 kg（表 4-1），孕期体重增加过多会造成许多并发症，如慢性高血压、妊娠糖尿病、肾盂肾炎、血栓症、过期妊娠及胎儿过大和难产等。但如果整个孕期增重过低，早产和低体重儿的发生率以及新生儿的死亡率也会相对增加。

表 4-1　孕期体重增长推荐值

孕前体质指数 /（kg·m^{-2}）	孕期推荐的体重增长值 /kg
低（BMI ≤ 18.4）	12.5～18.0
正常（18.5～23.9）	11.5～16.0
高（24.0～27.9）	7.0～11.5
肥胖（≥ 28.0）	5.0～9.0

（二）孕妇的营养需要

1. 能量

妊娠期除要满足孕妇本身基础代谢和生活劳动所需要的能量外，还要提供胎儿生长、胎盘组织增长、蛋白质脂肪的储备和体重的增加所需要的能量。因此，孕妇对能量的需要量比非孕妇高。

中国营养学会建议孕妇在妊娠 4 个月后应增加能量摄入 0.84 MJ（200 kcal）/d。

2. 蛋白质

孕期对蛋白质的需要量增加，以满足母体、胎盘和胎儿生长的需要。特别是孕后期，胎儿需要更多的蛋白质以满足组织合成和快速生长的需要。中国营养学会建议孕中期每日膳食较非孕妇应增加蛋白质摄入量 15 g，孕后期每日增加 25 g。

3. α-亚麻酸

α-亚麻酸被世界卫生组织确定为人体必需脂肪酸。α-亚麻酸对孕产妇有 16 个作用，其中最重要的是控制基因表达、优化遗传基因、转运细胞物质原料、控制养分进入细胞、影响胎儿脑细胞的生长发育。如果孕产妇体内缺乏α-亚麻酸，那么婴儿会有脑发育迟缓、智力受损、机体发育缓慢、视力不好、皮肤粗糙等症状。

4. 矿物质

（1）钙。钙是构成胎儿骨骼、牙齿的主要成分。若孕妇对钙摄取不足，机体就会动用其自身的钙，因此易出现手足抽搐、牙齿松动以及骨质软化等症状。如果孕妇严重缺钙可导致儿童先天性佝偻病以及新生儿颌骨和牙齿畸形等现象。所以，孕妇要多增加钙的摄入量。

中国营养学会建议孕中期每日摄入钙 1 000 mg，孕后期为 1 200 mg。

（2）铁。铁是构成血红蛋白的必要成分，在机体代谢中起着非常重要的作用。妊娠期母体的血容量增大，而红细胞数量并未相应增加，所以血红蛋白含量减少。这就是大多数孕妇容易缺铁的原因。

孕期铁的需要量增加，这是因为既要满足母体血容量的增加，又要满足胎儿和胎盘迅速增长的需要。孕期铁的需要量大大超过了非生育期的需要量。如果孕前贮铁量不足，则妊娠后易患缺铁性贫血，影响胎儿的生长发育。

中国营养学会建议妊娠妇女每天应摄入铁 15 ~ 35 mg，对于维生素 C 不足的孕妇，铁的供给量还应增加，为防止妊娠期缺铁应在未孕时即增加铁的摄入量，在妊娠期至少要有 300 mg 的铁贮备。

（3）碘。碘是甲状腺的组成成分。甲状腺能促进蛋白质合成，促进胎儿生长发育。孕期甲状腺功能活跃，对碘的需要量增多，缺乏碘则会减少甲状腺素，从而导致胎儿不同程度的脑发育落后。孕早期缺碘易导致胎儿中枢神经系统及听觉神经受损，出生后可能导致脑损害、甲状腺肿及骨骼和生长发育不良。

中国营养学会建议孕妇每日碘的摄入量为 200 μg。

（4）锌。锌是一种重要的人体必需微量元素。它是体内多种酶的重要成分，参与能量代谢、蛋白质及胰岛素的合成，与生育、免疫均有关。

妊娠后锌的需要量增加，缺锌可使羊水的抗微生物活性物质缺乏，胚胎神经细胞数目减少，甚至发生神经系统畸形。孕妇缺锌则会使胎儿生长发育停滞，并发生代谢障碍、性机能发育不全。胎儿体内的锌需要量很大，以脑、肝、骨骼中最为丰富。

中国营养学会建议孕妇每日锌的摄入量为 16.5 mg。

5. 维生素

（1）维生素 A。维生素 A 的生理功能为增强视力、参与细胞的增生和分化、增强免疫功能、参与骨质代谢等，是促进脑组织生长发育的重要物质。另外，胎儿在肝内需要储存一定量的维生素 A。但孕妇不可摄入大量维生素 A，过量维生素 A 不仅会引起中毒，还有导致胎儿先天畸形的可能。

中国营养学会建议孕妇每日维生素 A 的摄入量为 900 μg。

（2）维生素 B_1。由于维生素 B_1 的主要功能为参与碳水化合物代谢，且不能在体内长期储存，因此足够的摄入量十分重要。孕妇缺乏维生素 B_1 时，母体没有明显的临床表现，而胎儿出生后可能出现先天性脚气病。

中国营养学会建议孕妇每日维生素 B_1 的摄入量为 15 mg。

（3）维生素 D。孕妇体内维生素 D 的营养状况与小儿佝偻病的发生有关。孕期缺乏维生素 D 会影响胎儿的骨骼发育，导致婴儿出现低钙血症、手足抽搐、牙齿发育不良，母亲出现骨质软化症，但过量补充将导致中毒。

中国营养学会建议孕妇每日维生素 D 的摄入量为 10 μg。同时，最好坚持每日有 1 h 以上的户外阳光照射。

（4）维生素 E。动物实验发现，维生素 E 可以减少自然流产和死胎的概率。它又是抗氧化剂，在动物组织中可以保护细胞膜中的多不饱和脂肪酸、细胞骨架及蛋白质免受自由基的攻击。同时，维生素 E 与婴儿溶血性贫血有关。

为了使胎儿储存较多维生素 E，中国营养学会建议孕妇每日维生素 E 的摄入量为 14 mg。

（5）叶酸。叶酸有预防胎儿出生缺陷的作用，也是胎儿颅神经发育必需的一种物质原料，对胎儿的细胞分裂、增殖和各种组织的生长具有重要的作用。

叶酸可促进胎儿的正常发育和防止巨幼红细胞性贫血。孕妇缺乏叶酸可造成巨幼细胞贫血，易发生胎儿宫内发育迟缓、早产和新生儿出生体重低、神经管畸形等，可导致眼、口唇、腭、胃肠道、心血管、肾、骨骼等器官的畸形。妊娠的头 4 周是胎儿神经管分化和形成的重要时期，此时叶酸缺乏可增加胎儿发生神经管畸形及早产的危险，建议最迟应从孕前 3 个月开始每日补充叶酸制剂，并持续整个孕期。叶酸除有助于预防胎儿神经管畸形外，也有利于降低妊娠高脂血症发生概率。

中国营养学会建议孕期叶酸摄入量为 600 μg。

（三）孕期不同阶段的营养

1. 孕早期配餐原则

大多数孕妇会有妊娠反应，所以饮食宜清淡、易消化、无腥膻，并适合孕妇口味。

中国营养学会对孕早期妇女膳食建议如下。

（1）膳食清淡、适口。

（2）少食多餐。

（3）保证摄入足量富含碳水化合物的食物。

（4）多摄入富含叶酸的食物以补充叶酸。

（5）戒烟、禁酒。

2. 孕中期配餐原则

孕中期母体开始每天储备蛋白质、脂肪等营养物质。配餐中要有充足能量，注意铁的补充，保证优质蛋白的供给。

中国营养学会对孕中期妇女膳食建议如下。

（1）适当增加鱼、禽、蛋、瘦肉及海产品的摄入。

（2）适当增加奶类的摄入。

（3）常吃含铁丰富的食物。

（4）保持适量的身体活动，维持体重的适宜增长。

（5）禁烟、戒酒，少吃刺激性食物。

孕期妇女一天膳食推荐以下各类食物及其摄入量（平均值）。

粮谷类（要有粗杂粮）：350 ～ 450 g。

牛奶、酸奶：250 ～ 500 g。

鸡蛋：50 ～ 100 g。

肉类（瘦肉、鱼、虾、禽、肝、肾、血，交替选用）：250 g。

豆类及豆制品：50 ～ 100 g。

蔬菜：500 g。

菌藻类（蘑菇、平菇、海带、紫菜，每天都要交替选用）：5 ～ 10 g。

鲜果：200 ～ 400 g。

坚果：15 g。

油：20 ～ 30 g。

糖：20 g。

3. 孕后期配餐原则

孕后期要注意补充多不饱和脂肪酸，增加钙的补充，保证适宜的体重增加。

由于腹部隆起会挤压胃部，一次食量不可太多，最好一天安排 5 ～ 6 餐，少食多餐，少吃胀气食物。

保证谷类、豆类、蔬菜、水果的摄入，鱼、禽、蛋、瘦肉每日 300 g，每周保证 3 次鱼，每日 1 ～ 2 个鸡蛋，每周进食动物肝脏一次、动物血一次，每日至少饮奶 250 mL、补钙 300 mg。

中国营养学会对孕后期妇女膳食建议如下。

（1）适当增加鱼、禽、蛋、瘦肉及其他海产品的摄入。

（2）适当增加奶类食品的摄入。

（3）常吃含铁丰富的食物。

（4）保持适量的身体活动，维持体重的适宜增长。

（5）禁烟、戒酒，少吃刺激性食物。

（四）妊娠并发症的营养防治

1. 妊娠剧吐的营养防治

妊娠剧吐多见于年轻初孕妇女。为预防妊娠剧吐，应加强妊娠前营养，使身体健康、精神正常，尤其是维生素 B_1、维生素 B_6、维生素 C 要摄入充足。对症状轻者应多给予精神鼓励，根据孕妇喜好给予易消化的食物分次进食，如烤面包，烤馒头片等；少量多餐，以清淡饮食为主，避免嗅到烹调食物的味道；鼓励孕妇每天必须食用至少 150 g 的碳水化合物，以免发生酮症。

2. 妊娠合并贫血的营养防治

孕妇血红蛋白低于 100 g/L 即为孕妇贫血。

（1）缺铁性贫血。铁缺乏与维生素 C 摄入低有关，当维生素 C 和铁的比例为 10∶1 时，铁吸收率最高。维生素 A 水平可改善血红蛋白水平和铁营养状况。孕妇合并缺铁性贫血的营养防治方法如下：补充足量能量与蛋白质；补充足量铁，尤其注意血红素铁供给；补充足量维生素 C 和维生素 A；避免食用过多含草酸和过量锌、铜的食物，以免影响铁的吸收。

（2）巨幼细胞贫血。本病多见于妊娠晚期或产褥期，多见于年龄大的产妇。孕妇发生营养性巨幼细胞贫血病情较急，且以消化道症状为主。防治巨幼红细胞性贫血应注意多食用以下食物：富含叶酸的新鲜蔬菜及富含蛋白质的食物，如肝、瘦肉等；含维生素 B_{12} 丰富的动物性食物；富含铁与维生素 C 的食物。

3. 妊娠高血压综合征的营养防治

妊娠高血压综合征病因与下列因素有关：①家族史；②体型，矮胖体型者易发病；③营养不平衡，有贫血、低蛋白血症，缺乏蛋白质、铁、钙者易发病；④气温剧烈变化等诱因；⑤免疫功能紊乱。妊娠高血压综合征孕妇的饮食应注意以下几点：限制脂肪的总摄入量，脂肪供能不超过总能量的 30%；补充足量优质蛋白质，使蛋白质供能占总能量的 15% 以上；能量摄入量不宜过多；

增加钙、锌的摄入量；多摄入蔬菜和水果；限制每天食盐用量，每天烹调用盐2.5 g，酱油不超过 10 mL。

4.妊娠期糖尿病防治

妊娠期糖尿病（GDM）是指妊娠期间发现或发病的糖耐量异常、空腹血糖异常和糖尿病的总称，其临床症状主要表现为多饮、多食、多尿的"三多"症状，反复发作的阴道念珠菌感染症状或体征；孕妇体重增加过快，常伴羊水过多和巨大胎儿等。妊娠期糖尿病的主要影响因素包括年龄、肥胖、种族、不良生育史和糖尿病家族史等，妊娠期糖尿病控制不良可导致严重的母体和胎儿近远期并发症。营养治疗是妊娠期糖尿病最基本的治疗措施。若治疗得当，待妊娠结束后血糖可以恢复正常，并能生下健康的婴儿；若治疗不当，产后又不进行饮食控制，往往会转变成终身糖尿病。

营养治疗通常配合胰岛素进行，并注意不能使用磺脲类降糖药，因为其能通过胎盘引起胎儿胰岛素分泌过多，导致胎儿低血糖死亡或引起畸形。营养治疗的原则为控制血糖和血脂，使其接近正常生理水平，避免出现高血糖、低血糖和酮症，以免给母体和胎儿带来不利影响。同时，要供给足够的营养，以保证孕妇和胎儿的正常发育。具体措施如下。

（1）合理控制能量。妊娠 1～3 个月能量供给量与孕前相同；妊娠 4 个月后，能量供给适量增加，每天增加 0.84 MJ（200 kcal），以满足胎儿生长的需要。按孕前的理想体重每天供给 0.13～0.16 MJ（30～38 kcal）/kg，并根据孕妇体重增长情况进行调整。整个妊娠期正常体重增加为 10～12.5 kg，其中包括胎儿、胎盘、羊水、子宫、乳房、血液和脂肪储备等。不同妊娠期增重不同：妊娠早期体重变化不大；妊娠中期逐渐增加；妊娠晚期体重增加迅速，每周增加 0.35～0.45 kg，1 个月增重不超过 2 kg。如果体重增加过快，应适当减少能量的供给量；如果体重增加不足，可在控制血糖的条件下，适当增加能量供给量。一般每天供给量为 7.5～8.4 MJ（1 800～2 200 kcal），肥胖者在此期间不宜减体重。

（2）充足的蛋白质。为满足孕妇和胎儿生长发育的需要，应保证蛋白质的供给量，孕中期每天增加 15 g，孕晚期每天增加 30 g。孕前每天供给蛋白质55 g，蛋白质占总能量的 15%～20%，其中优质蛋白质占 50% 以上。

（3）适量的碳水化合物和脂肪。碳水化合物占总能量的 55%～65%，在妊娠晚期应每天摄入量不低于 250 g，过低则不利于胎儿生长发育。胎儿组织中脂肪氧化酶活性很低，葡萄糖几乎成为提供胎儿能量的唯一来源，若孕妇摄入碳水化合物过少，加上胰岛素的不足，脂肪动员过快，易产生过多的酮体，不利于胎儿大脑和神经系统发育，但碳水化合物过高又不利于血糖的控制。脂肪供给量占总能量的 20%～30%，其中饱和脂肪酸、单不饱和脂肪酸、多不饱和脂肪酸比例为 1：1：1。

（4）充足的维生素和矿物质。供给量可参照《中国居民膳食营养素参考摄入量》。

（5）合理安排餐次。餐次对妊娠糖尿病更为重要。除早、午、晚餐外，还应给予加餐，每天在总能量不变的基础上，可进食 4～5 餐或更多，以使血糖尽量保持稳定，防止高血糖、低血糖和由于血糖下降幅度过大而出现的低血糖性酮症。

（6）产后及时调整摄食量。产后胎盘排出，全身的内分泌激素逐渐恢复到非孕时水平，胰岛素需要量相应减少，若不及时调整摄食量，易使血糖大幅度波动。由于孕期不宜减肥，孕妇在产后应注意节食减肥，避免发展为终身糖尿病。

二、哺乳期妇女的营养

哺乳期妇女一方面要逐步补偿妊娠、分娩时所消耗的营养素，促进各器官、系统功能的恢复；另一方面要分泌乳汁，所以哺乳期妇女的饮食调养最为重要。哺乳期妇女要保证均衡的营养膳食，以利于产后的身体恢复和母乳喂养。

（一）哺乳期的生理特点

1.分泌系统变化

分娩后，乳汁的分泌受两个反射控制。一是产奶反射，当婴儿吸吮乳头时，刺激垂体产生催乳素，引起乳腺腺泡分泌乳汁，并存于乳腺导管内；二是下奶反射，当婴儿吸吮乳头时刺激垂体产生催产素，引起腺泡周围的肌肉收缩，促使乳汁沿乳腺导管流向乳头。

下奶反射易受疲劳、紧张、焦虑、悲伤、乳头破裂引起疼痛等情绪的影响。催产素还作用于子宫，有利于子宫收缩，可以促进子宫恢复。

2.营养对泌乳量的影响

在正常情况下，产后第二天约分泌乳汁 100 mL，第二周增加到每日 500 mL，随后逐渐增加，一个月时每日分泌量约 650 mL，三个月后每日泌乳

750 ～ 850 mL。哺乳期妇女的能量摄入很低时，可使母乳量迅速减少。但由于个体之间变化较大，泌乳量的多少只是哺乳期妇女营养不良的一个指征。

（二）哺乳期妇女的营养需要

1. 能量

为满足泌乳本身需要的能量消耗和乳汁本身所含的能量，哺乳期妇女必须加大膳食中能量的摄入。中国营养学会推荐哺乳期妇女的能量供给量在非孕妇的基础上每日增加 2 092 kJ（500 kcal）。

2. 蛋白质

哺乳期妇女摄入蛋白质的多少会影响乳汁蛋白质的质和量，母乳中的蛋白质含量为 1.3%。若平均每日分泌乳汁 800 mL，哺乳期妇女就需要从自身为乳汁提供约 10 g 的蛋白质，而膳食蛋白质变为乳汁蛋白质的转换率为 70%，所以乳母蛋白质的摄入量一定要充足，否则哺乳期妇女将分解其自身组织的蛋白质以供给乳汁需要，长期如此会影响哺乳期妇女的健康。

3. 钙

母乳中的钙含量较稳定，一般含 30 mg/100 mL。当膳食摄入不足时不会影响母乳中钙的含量，但可能消耗母体的钙储存，因为母体骨骼中的钙将被动用以维持母乳中钙含量的恒定。为保证哺乳期妇女的健康，中国营养学会建议哺乳期妇女每日钙的摄入量为 1 200 mL。

4. 维生素

哺乳期妇女维生素 A 的摄入量可以影响母乳中维生素 A 的含量。母乳中维生素 C、维生素 B_1 的含量也受哺乳期妇女维生素 A 摄入量的影响，中国营养学会建议哺乳期妇女每日维生素 A 的摄入量为 1 200 μg、维生素 C 为 130 mg、维生素 B_1 为 1.8 mg。

（三）哺乳期妇女的膳食

哺乳期的营养非常重要，要合理调配膳食，做到品种多样、数量充足、营养价值高，以保证婴儿与哺乳期妇女均能获得足够营养。哺乳期营养以分娩期营养与产褥期营养最为重要。

1. 分娩期膳食

分娩期指成熟胎儿及其附属物由母体娩出体外的过程。子宫从开始有规律收缩至宫口完全开放称第 1 产程；从宫口开全至胎儿娩出称第 2 产程；胎儿娩出后至胎盘娩出称第 3 产程。在分娩过程中，胃肠消化、吸收功能均减弱。第 1

产程时可能有反射性呕吐，产程延长时可出现肠胀气。第1产程占分娩过程的大部分，时间较长。由于阵痛，产妇睡眠、休息和饮食均受影响，精力、体力消耗较大。为保证第2产程（娩出期）有足够力量完成分娩全过程，在第1产程时应鼓励孕妇摄食，对初产妇更应注意：食物应清淡、易消化，在胃停留时间不长，以淀粉类食物为主，结合产妇喜好，给予半流质饮食或软食，如烩面片、挂面、饼干、蛋糕、面包、米粥等，并少量多餐。在接近第2产程时，可供给果汁、藕粉、去油肉汤、蛋花汤等流质饮食。不愿摄食时，不必勉强，以免引起呕吐。通常第2产程较短，多数产妇不愿摄食，愿摄食者可按以上原则供给。

2. 产褥期膳食

产褥期指胎儿从胎盘娩出至产妇全身各器官（除乳腺外）恢复或接近正常未孕状态所需要的一段时间，一般为6周。正常分娩后产妇可进食适量、易消化的半流质食物，如红糖水、藕粉、蒸蛋羹、蛋花汤等。分娩时若会阴撕伤Ⅲ度缝合，应进食无渣膳食1周左右，以保证肛门括约肌不会因排便再次被撕裂。做剖宫手术的产妇，术后24 h给予术后流食1 d，但忌用牛奶、豆浆、大量蔗糖等胀气食品，以后再转为普通膳食。

通常母体在分娩过程中失血较多，需要补充造血的重要物质，如蛋白质与铁等。产妇多呈负氮平衡，故在产褥期要大量补给蛋白质。牛奶及其制品、大豆及其制品都是很好的蛋白质和钙的来源。鸡蛋的蛋白质含量也很高，但每日进食鸡蛋的量不要多于6个，以免增加肾脏负担。膳食要粗细搭配，饮食中应包括新鲜蔬菜和水果。我国的饮食习惯往往只强调动物性食物的摄入，如鸡、肉、鱼、蛋，而忽视蔬菜与水果的摄入，容易造成维生素C与膳食纤维的不足。此外，哺乳期妇女的饮食并非越多越好。据研究，在产后哺乳期间，妇女每天摄入各种肉类、鱼类、蛋类食物超过200 g对母乳分泌并无好处，相反会因食肉多而影响其他食物摄入。

3. 哺乳期的合理膳食原则

（1）增加富含优质蛋白质及维生素A的动物性食物及海产品，选用碘盐。蛋白质的营养状况对泌乳有明显影响。动物性食物可以提供丰富的优质蛋白质、维生素和矿物质，哺乳期妇女每天应比正常人群增加80 g的动物性食物。若条件限制，可摄入富含优质蛋白质的大豆及其制品。

（2）产褥期摄入食物应多样化但不过量，重视整个哺乳期营养。产褥期常会摄入过量的动物性食物，导致能量和宏量营养素摄入过剩。产褥期应注意食物摄入多样化，均衡营养，食不过量且营养充足，以保证乳汁的质与量，从而持续地进行母乳喂养。

（3）愉悦心情，充足睡眠，促进乳汁分泌。哺乳期妇女的心理及精神状态会影响乳汁的分泌，因此保持愉悦的心情对确保母乳喂养的成功具有十分重要的意义。

（4）坚持哺乳，适度运动，逐步恢复适宜体重。孕期体重增长过快和哺乳期体重滞留是女性肥胖的重要原因之一。坚持哺乳以及进行科学的运动和锻炼有利于机体恢复。

（5）忌烟酒，避免浓茶和咖啡。吸烟、饮酒会影响乳汁的分泌，因为香烟中的尼古丁和酒精可以通过乳汁进入婴儿体内，从而影响婴儿的睡眠和发育。此外，茶和咖啡中的咖啡因会造成婴儿兴奋，因此哺乳期妇女应避免饮用浓茶和大量咖啡。

三、婴儿的营养

（一）婴儿的生长发育特点

婴儿期为出生到满一周岁前，这一时期是人类生命生长发育的第一高峰期。婴儿在此期间的生长发育特别迅速，到 12 月龄时，其体重将增加至出生时的 3 倍、身高是出生时的 1.5 倍。

婴儿消化系统的特点为口腔窄小，口腔黏膜柔嫩，易受损伤；胃容量较小，出生时 25 ～ 50 mL，1 岁以后增至 300 ～ 500 mL，消化酶的分泌及胃肠道蠕动力弱。

（二）婴儿的营养需要

由于婴儿身体生长发育极其迅速，因此需要有足够的营养予以支持。婴儿期的营养摄取比任何一个年龄阶段都重要，婴儿期是人体生长发育的基础时期，如果在这个阶段营养长期供给不足，人的生长发育就会受到阻碍，甚至会停止发育。这样不仅影响婴儿的健康状况，还会使婴儿因此失去发育的最佳时期而影响个体终生的健康，甚至会使儿童的身高、体重、智力等方面的发展明显低于营养好的儿童。所以，婴儿期的营养摄取对人一生的体质和健康都是非常重要的。

婴儿生长所需要的营养在最初阶段主要依靠出生前在母体内储备的营养，但这个储备很快就会被消耗掉，因此母乳和饮食提供的营养对婴儿来说是非常重要的。婴儿期所需要的营养主要有以下几种。

1. 能量

能量是维持生命的重要生物能。婴儿的新陈代谢最旺盛，人体要想适应高代谢就必须摄入大量能量，以维持身体的生长发育。婴儿每天每千克体重需要397 kJ（95 kcal）的能量，而婴儿的能量补充主要依靠母乳，且人类的生物进化规律告诉我们，只有母乳才是婴儿最佳的能量源，其他任何代乳品都无法完全替代母乳。

2. 蛋白质

蛋白质是人体最重要的物质和营养成分，它是婴儿最重要的能量来源。蛋白质不仅要随时补充婴儿日常代谢的损失，还要供应婴儿新组织不断生长所需要的物质。婴儿每日每千克体重对蛋白质的需要量比成人要多，婴儿的蛋白质主要靠母乳的供给。在母乳喂养条件下，婴儿每日每千克体重需要供给蛋白质1.5～3 g才能满足生长发育的需要。在牛乳喂养条件下，婴儿每日每千克体重需要供给的蛋白质要比母乳喂养增加 20% 才能满足婴儿的生长发育需求。如果婴儿的蛋白质供养不足，不仅会影响其身体的生长和发育，还会影响其大脑的发育。蛋白质供养不足还会导致婴儿的体重和身高增长缓慢，肌肉发育松弛，严重时还会出现贫血症状和免疫力低下。如果婴儿严重营养不足，会引发营养不良性水肿和各种并发疾病。

3. 脂肪

脂肪是人体生长发育所需要的重要物质和营养素，脂肪所含的不饱和脂肪酸是婴儿身体发育和形成神经组织所必需的物质。如果婴儿摄取的脂肪量不足，就会严重影响健康。因为婴儿的新陈代谢较快，所以其对脂肪的需求也高于成人。婴儿摄入的脂肪的能量应占总能量的 35%～40%，所以在婴儿 4 月龄以后应该添加一些富含脂肪的食物以保证其营养摄取。蛋黄、黄油、芝麻、肉类等食物中富含一定脂肪，将这些食物做成粥或糊状来喂养婴儿可以达到补充脂肪的目的。

4. 碳水化合物

碳水化合物是人体主要的能量营养素，有助于完成脂肪氧化、节约蛋白质消耗。此外，它还是脑细胞代谢的基本物质，如碳水化合物长期供养不足，可导致营养不良。但碳水化合物的摄取量也必须合理，如果碳水化合物摄取过多，蛋白质摄取不足，婴儿的体重就会增加过快，体形发胖，而且肌肉发育松弛，同时身体的抵抗能力变差，容易生病。碳水化合物的主要来源是主食，如米、面等富含淀粉的食物。婴儿最初 3 个月对淀粉不容易吸收，所以米、面等淀粉食物应在 4 个月龄后开始添加。4 月龄以后的婴儿可以添加米粥类、面汤、薯泥等食物。接近周岁时可以让孩子吃一些馄饨、饺子、馒头、米饭、面包之类的食物，这些食物中含有丰富的碳水化合物，能够满足身体发育的需要。

5. 钙和磷

钙和磷是人体发育必需的营养素，只有摄取足够的钙、磷，才能促进骨骼、牙齿的生长。婴儿如果长期缺乏钙、磷，容易患佝偻病，使牙齿发育不良，并会出现心律不齐、抽搐、血凝不正常、流血不止等情况。所以，婴儿必须保证摄取足够的钙、磷。婴儿阶段体内正常的钙含量约占体重的 0.8%，成年时约占 1.5%。婴儿发育阶段每日约需钙 600 mg，磷 400 mg。4 ～ 6 个月龄后的婴儿在添加辅助食物时，应多选用大豆制品、牛乳粉、蛋类、绿叶菜等。这些食物中富含钙和磷；可以将这些食物加工成奶粉米糊、牛奶米粥、鸡蛋面条、牛肉羹、豆腐糕、鸡蛋羹等，以有利于婴儿的喂养，使其摄取足够的钙、磷营养素。

6. 铁

铁是构成血红蛋白和肌红蛋白的重要成分，人体各组织的氧气运输都离不开铁。所以，如果人体内的铁含量不足，也会导致身体发育不良。胎儿在出生前的最后一个月会在母体内利用母体的供养在自己的肝内储存较多的铁，但这部分的储备仅够出生后 3 ～ 4 个月的需要。婴儿身体发育速度快，对铁的需求量很大，加上各种乳类的铁含量均不能满足婴儿身体发育的需要，因此必须及时补铁。周岁以内婴儿每日需要摄入铁 10 mg，4 月龄以后的婴儿在喂养时应补充含铁食物，如蛋黄、猪肝、猪肉、牛肉和豆类等，可以将这些食物加工成糊状或粥状喂养婴儿，以使得效果较好。

7. 锌

锌是人体发育所必需的微量元素，它参与很多重要的人体生理功能，并参与人体内蛋白质、核酸和 50 多种酶的合成过程。人体内缺锌，将导致身体发育严重不良。婴儿如果缺锌，会出现食欲减退、停止生长等症状。婴儿每日需要摄入锌 8 mg，可以从两方面摄取：一是母乳，母乳的含锌量高于牛乳及其他乳品；二是鱼、肉、虾等动物性食物，这些食物的含锌量也很高，因此在婴儿 4 月龄以后，应该适当添加西红柿、鱼、虾、肉泥等富含锌的食物。

8. 维生素

维生素是人体必需的营养素。婴儿生长发育过程中离不开各类维生素，如脂溶性维生素 A、维生素 D 和水溶性维生素 B、维生素 C 等。

维生素 A 在人体内的主要功能是促进机体的生长发育，维持上皮组织的正常结构与视觉功能。例如，婴儿体内维生素 A 缺乏，将导致生长迟缓，甚至生长停滞，并容易患各种皮肤病和黏膜炎症，易患弱视、夜盲症等。母乳中的维生素 A 含量较其他动物乳多，以母乳喂养为主的孩子一般不会出现维生素 A 的缺乏。当婴儿 3～4 月龄以后，母乳中维生素 A 的含量开始下降，此时应该及时给婴儿补充一些动物性食物，如肝、肾、蛋类和奶油等。另外，胡萝卜、红薯、黄瓜、西红柿、菠菜、苋菜、橘子、香蕉等中的维生素 A 的含量也比较丰富。

维生素 D 在人体内的主要功能是调节钙、磷的正常代谢，帮助钙吸收和促进钙利用。所以，摄取足够的维生素 D 对婴儿骨骼和牙齿的正常生长非常重要。如果婴儿缺乏维生素 D，将会患佝偻病。婴儿所需维生素 D 主要从母乳中获取。此外，还应该喂养一些鱼肝油和动物肝脏、蛋黄等，并经常进行阳光照射，这样也可以将皮下脂肪的 7-脱氢胆固醇转变为维生素 D。

B 族维生素是婴儿生长发育不可缺少的营养素。维生素 B_1 在谷类、豆类及动物性食品中含量较为丰富；维生素 B_2 在各种绿叶蔬菜、肉类中含量较高。

维生素 C 在橘子、西瓜、山楂、西红柿、菠菜、苹果、红枣中的含量较多，可以将这些水果和蔬菜煮成汁喂养婴儿，以为婴儿补充维生素 C。如果体内缺少维生素 C，婴儿就有可能患坏血病。

9. 水

水是人体最主要的成分，也是不可缺少的营养素，人体的新陈代谢和体温调节都必须有水参加才能完成。婴儿生长发育迅速，代谢旺盛，活动量大，能量需要多，能量消耗也多，所以对水的需要量也大。婴儿每日每千克体重需要 100～150 mL 水。母乳的盐分与蛋白质含量比牛奶低，母乳喂养时婴儿需水量相对较少。以牛奶喂养为主的婴儿，一定要注意水的充足供应，以调节婴儿的排泄。婴儿越小，每千克体重需水量就越多。如果婴儿因病有呕吐或腹泻，很容易发生脱水，因此一定要及时为婴儿补充水。

（三）婴儿的膳食

婴儿期配餐要充分考虑婴儿生长发育快的特点，根据婴儿的消化能力适时调整饮食。

1.6 月龄及以下婴儿膳食

喂养方式包括母乳喂养、混合喂养、人工喂养。

（1）母乳喂养。初生婴儿唯一的食物是奶，而母乳是营养最全面且最利于婴儿消化、吸收和利用的一种食物。所以，母乳喂养是喂养婴儿的最佳方式。对于不能完全母乳喂养的婴儿，也可以选择混合喂养或人工喂养。

（2）混合喂养。因母乳不足或其他原因不能按时给婴儿哺乳时，可采用混合喂养方式。以配方奶作为母乳不足的补足物，或每日替代 1～2 次母乳喂养。

（3）人工喂养。对于缺乏母乳喂养的婴儿来说，婴儿配方奶尤为重要。婴儿配方奶是在牛奶的基础上，尽可能模仿母乳的营养成分，调整蛋白质的构成及其他营养素含量，以满足婴儿的需要，有利于消化吸收。婴儿配方奶脱去部分饱和脂肪酸，代之以富含多不饱和脂肪的植物油，使之接近母乳；添加有助于大脑发育的二十二碳六烯酸（DHA），增加铁、锌、维生素 A、维生素 D。人工喂养一天所需奶的总量约等于婴儿的体重（kg）×100（mL）。一天奶的总量不应超过 1 000 mL。

人工喂养应该注意以下事项。①食用奶粉必须看清奶粉的保质期，奶粉启封食用后要密封好。②所有的奶具均需要彻底消毒。③调制奶粉应根据要求或奶粉包装说明，按照一定比例调配，不能自己随意加减。如果调配不当，会影响婴儿健康。④调好的奶应于 2 h 内喂食。⑤要根据婴儿的需要，不要强迫婴儿喝掉奶瓶中全部的奶，喝剩的奶不能留到下次哺喂。⑥两次喂奶中间，应当给婴儿喂些温开水，根据婴儿体重的大小，一般每天为 100～150 mL 水，分次在喂奶的间隙喂给婴儿。

6 月龄及以下婴儿喂养指南如下：①纯母乳喂养；②产后尽早开奶，初乳营养最好；③尽早抱婴儿到户外活动或适当补充维生素 D；④及时补充适量的维生素 K；⑤不能用纯母乳喂养时，宜首选婴儿配方食品喂养；⑥定期监测婴儿生长发育状况。

2.6～12 月龄婴儿膳食

6～12 月龄婴儿膳食应在母乳或婴儿配方奶的基础上逐渐、适时添加婴儿辅助食品。添加婴儿辅助食品的原则如下。①辅食添加顺序：先单纯后混合，先液体后固体，先谷物、水果后鱼、蛋、肉。每次只增加一种食物，经过几天适应后再添加另外一种食物。添加辅助食品后要注意观察婴儿的大便和不良反应，根据其消化道的适应情况，调整辅食。②为促进乳牙萌出，6～8 个月以上时提供可咀嚼的食物。③婴儿配方奶可作为母乳外能量、蛋白质、钙及其他营养素的补充来源。④断奶食物应避免含盐或调味品的家庭膳食，要与婴儿肾脏负荷相适应。

婴儿辅助食品添加的顺序及种类如表4-2所示。

表4-2　婴儿辅助食品添加的顺序及种类

月　龄	辅食举例
4～5个月	米糊、面糊、蛋黄
5～6个月	菜泥、水果泥、粥糊、鱼泥、香蕉泥、土豆泥、豆腐泥、蛋黄泥、藕粉、菜粥
7～9个月	肉泥、肝泥、烂面片、烂面条、稠粥、饼干、烤馒头片、全蛋、鱼肉泥、虾蟹肉泥、面包干
10个月以上	软饭、馒头、馄饨、细面条、包子、面包、肉末、肉松、小蛋糕、碎菜

6～12月龄婴儿喂养指南如下：①奶类优先，继续母乳喂养；②及时、合理地添加辅食；③尝试多种多样的食物，膳食少糖、无盐、不加调味品；④逐渐让婴儿自己进食，培养婴儿良好的进食行为；⑤定期监测婴儿的生长发育状况；⑥注意饮食卫生。

四、幼儿的营养

（一）幼儿的生长发育特点

幼儿期为一周岁到三周岁前。1～3岁的幼儿生长发育速度虽然比婴儿要慢一些，但也是处于快速生长发育的时期。此时，机体的各项生理功能逐渐发育完善，但对外界不良刺激的防御性能仍然较差。

尽管幼儿的胃容量已增加到300～500 mL，但牙齿的数目有限，胃肠道消化酶的分泌及胃肠道蠕动能力也远不如成人。

（二）幼儿的营养需要

1.能量

幼儿对每日能量的需求较高，且各种营养素之间的摄取量要保持平衡。三大营养素的摄入比为蛋白质占总能量的 12% ～ 15%、脂肪占 30% ～ 35%、碳水化合物占 45% ～ 55%。

2. 蛋白质

幼儿每日每千克体重所需的蛋白质相对比成人多，而且要求摄取较多的优质蛋白质，因为幼儿需要用蛋白质构成新的组织，所以蛋白质是幼儿生长发育的重要营养素。幼儿每日需要蛋白质 35 ～ 45 g。

3. 脂肪

脂肪是人体内重要的供能物质，摄取合理数量的脂肪有利于脂溶性维生素的吸收。幼儿脂肪代谢很不稳定，体内储存的脂肪容易消耗，如果脂肪供给不足，就会发生营养不良，导致生长迟缓和各种脂溶性维生素缺乏症。

4. 矿物质

幼儿对各种矿物质的需要量与婴儿的需要量大体平衡，对锌、铁、钾和钙的需要量比婴儿有明显的增加。幼儿每日需要摄入锌 9 mg、钙 600 mg。

5. 维生素

幼儿对各种维生素的需要量比婴儿都有所增加。

6. 水

幼儿对水的需要量与能量的需要量相关，幼儿年龄越小，则需水量越大。

（三）幼儿的膳食

膳食所提供的各种营养素要符合幼儿生长发育的需要，各种营养素之间要保持平衡关系。

由于幼儿消化能力较弱，胃容量较小，肝糖原储存量较少，耐饿能力差，建议每日 5 ～ 6 餐，形式为"三餐两点"或"三餐三点"制。其中，早餐占总能量摄入的 25%，午餐 35%，晚餐 25%，全天加餐占 15%。

合理选择食物，包括谷类、乳类、蛋类、肉类、豆类、蔬菜、菌藻和水果等。注意食物种类与色泽的搭配，培养幼儿对食物的兴趣，使幼儿养成良好的饮食习惯。

烹调方法应适合幼儿的消化和吸收能力，所提供的食物尽量做到软、烂、细、碎，以蒸、煮、烩、炖为主。避免使用刺激性食物，如辣椒、胡椒、咖喱、咖啡等。口味宜清淡、少盐，不宜使用味精、色素等调味品和添加剂。

保证饮食卫生，少吃生冷食物，烹调好的食物尽量一次吃完，注意餐具的消毒。

具体配餐安排可遵循以下原则。

早餐：乳类、谷物、少量蔬菜。

加餐：水果或点心。

午餐：谷物、肉蛋豆类、蔬菜。

加餐：乳类、点心或水果。

晚餐：谷物、肉蛋豆类、蔬菜。

加餐：乳类或点心。

中国营养学会对 1～3 岁幼儿的喂养建议如下：①继续给予母乳喂养或其他乳制品，逐步过渡到食物多样；②选择营养丰富、易消化的食物；③采用适宜的烹调方式，单独加工制作膳食；④使幼儿在良好环境下规律进餐，重视对幼儿良好饮食习惯的培养；⑤鼓励幼儿多做户外游戏与活动，合理安排零食，避免过瘦与肥胖；⑥保证幼儿每天足量饮水，少喝含糖量高的饮料；⑦定期监测幼儿的生长发育状况；⑧确保饮食卫生，餐具严格消毒。

五、学龄前儿童的营养

学龄前儿童通常是指 2～6 岁的儿童。该时期是儿童生长发育的关键时期，也是培养儿童良好饮食习惯的关键时期。给予学龄前儿童足量食物，使其平衡膳食、规律就餐、不偏食不挑食、每天饮奶并多喝水、尽量避免含糖饮料是学龄前儿童获得全面营养、健康生长、构建良好饮食行为的保障。

（一）学龄前儿童的生长发育特点

（1）身高与体重逐渐增长。与婴儿相比，学龄前儿童的生长速度相对缓慢，但仍处于生长发育阶段，故单位体重的营养素和能量需要量仍高于成年人，但是个体间的发育速度差别较大。

（2）咀嚼及消化能力尚不完善，这是影响学龄前儿童营养的因素之一。因此，在这一阶段的儿童容易形成不良的饮食习惯（如挑食、偏食等），出现食欲不振等状况；胃肠道对粗糙食物尚不太适应，肝脏储存糖原的能力不及成年人，对外界有害因素的抵抗力较弱。

（3）学龄前儿童具有好奇、注意力分散、喜欢模仿等特点，具有极大的可塑性，所以学龄前期是培养良好生活习惯、良好道德品质的重要时期。

（4）供给学龄前儿童足够生长发育的营养，帮助其养成良好的饮食习惯和形成健康的膳食模式是保障其营养健康的重要内容。此阶段的儿童开始了幼儿园集体生活，安排好集体膳食，进行健康教育是培养儿童良好饮食习惯的重要环节。

（二）学龄前儿童的营养需要

1. 能量

学龄前儿童生长发育旺盛，基础代谢率高，活泼好动，故需要的能量较多。随着年龄的增大，其单位体重所需能量相对要少些。这里说的能量指的是总体状况，由于个体差异的缘故，其对于个别儿童而言可能有较大出入。通常可以体重的正常增长作为衡量个体儿童能量摄入量是否适宜的依据。另外，也应防止脂肪和碳水化合物摄入过多而导致儿童肥胖。一些研究发现，儿童期的肥胖可以持续到成年，学龄前肥胖儿童成为成年肥胖者的危险性是同龄不肥胖儿童的 2.0 ～ 2.6 倍，故儿童的能量摄入量不宜高于其能量消耗量。

2. 蛋白质

儿童对蛋白质的需要量随生长发育而增多，应注意选择优质蛋白质和摄入足够的能量以保证蛋白质在其体内被有效利用。

3. 矿物质

由于骨骼增长和循环血量的快速增多，儿童对矿物质尤其是钙、磷、铁的需要量甚大，同时碘、锌、铜等微量元素必须足量摄入。根据我国营养学会推荐的矿物质参考摄入量，4 ～ 7 岁儿童的钙推荐摄入量为每日 800 mg，铁的推荐摄入量为每日 10 mg。我国膳食中的钙质主要来自蔬菜和豆类制品，其中含血红素铁较少，因此应特别提倡儿童多饮用牛奶等奶制品，摄入肝脏、瘦肉或含铁的强化食品来满足其对钙和铁的生理需要。

碘的需要量虽少，但其对儿童的生长发育具有非常重要的作用。缺碘会影响儿童的体格及智力发育。

4. 维生素

维生素 A 和维生素 D 与生长发育关系密切，1 ～ 4 岁儿童的维生素 A 推荐摄入量为每日 310 μg RE，学龄前儿童每日摄入 10 μg 的维生素 D 有助于钙吸收和骨骼发育。水溶性维生素（如抗坏血酸、硫胺素、核黄素和烟酸）与体内多种代谢相关，也必须充分供给。

（三）学龄前儿童的膳食原则

学龄前儿童的膳食组成应多样化，以满足儿童对各种营养成分的需要。

3 ～ 6 岁儿童的膳食应注意食物品种的选择和变换，如荤菜和素菜的合理搭配、粗粮和细粮的交替使用。

食物的软硬应适中，温度要适宜，色、香、味、形要能引起儿童的兴趣，以促进其食欲，并与其消化能力相适应。每日的膳食组成为米饭或面食 125 ～ 250 g，瘦肉、虾、带鱼、猪肝等 100 g，鸡蛋 1 个，大豆或豆制品（折算成干豆重）10 ～ 20 g，蔬菜 100 ～ 200 g，水果 1 ～ 2 个，牛奶或豆浆 250 g。上述食物可分成早、中、晚三餐和下午一次点心。另外，还应注意培养儿童良好的饮食习惯，如不挑食、不偏食及不暴食暴饮，定时、定量进食，细嚼慢咽，不乱吃零食等。

1. 规律就餐，自主进食不挑食，培养儿童良好的饮食习惯

根据学龄前儿童的生理特点、消化能力，建议其一日饮食模式为"三餐两点"制。各餐营养素和能量要适宜分配，早、中、晚正餐之间加适量点心。既要保证营养和能量的需要，又不能过多地增加胃肠道负担。应引导学龄前儿童定时定量、自主专注进食，避免挑食、偏食。

2. 每天饮奶，足量饮水，正确选择零食

奶类除含丰富的优质蛋白质和维生素 D 外，含钙量也较高，且利用率很高，是天然钙质的极好来源。我国农村地区婴幼儿佝偻病的患者偏多，这和膳食中的钙不足有关，因此要鼓励学龄前儿童每日饮奶 300 ～ 400 mL 或摄入相当量的奶制品。学龄前儿童新陈代谢旺盛、活动量大，加上蛋白质需要量高，排泄蛋白质所需的水较多，因此对水的需要量比成人高。学龄前儿童最好的饮料应当是白开水和纯果汁。目前，市场上许多碳酸型饮料、含糖饮料和含乳饮料中含有大量碳酸磷、葡萄糖、咖啡因及各种食品添加剂，不利于儿童的生长发育，应该严格控制摄入。另外，由于学龄前儿童特殊的消化生理特点，家长对零食要有科学的认识和合理的选择，同时需要注意零食品种、进食量以及进食时间的问题。在选择零食时，通常使用"食物红绿灯"方法。

3. 食物应合理烹调，易于消化，少调料，少油炸

从小培养儿童清淡口味的饮食偏好，有助于其形成健康的饮食习惯。可采用蒸、煮、炖等烹调方式，尽量少用油炸、烤、煎等方式，以尽可能保持食物的原汁原味。口味以清淡为好，不应过咸和辛辣，少用调味品。可选择天然香料、蔬果汁等进行调味。

4. 使儿童参与食物的选择与制作，增进儿童对食物的认知与喜爱

在保证安全的情况下，应鼓励儿童参与食物的选择和制作，帮助儿童了解食物的基本常识和其对健康的重要意义，增加对食物的认识，使其对食物产生心理认同和喜爱，减少对某些食物的偏见，从而学会尊重和爱惜食物。

5. 使儿童经常参与户外活动，保障其健康成长

学龄前期是儿童的扁桃体、淋巴腺等淋巴系统发育最为显著的时期，因此要多让其参加户外活动，锻炼身体，以增强抗病能力。适量运动结合合理营养有助于促进儿童骨骼、肌肉和关节健康，促进其生长发育；规律的有氧运动可以增强儿童的心肺功能，增加心血管和呼吸系统的储备能力；运动可以增加能量消耗，促进新陈代谢，提高儿童的基础代谢率，调节其能量平衡，预防肥胖；经常参加体育运动有助于培养儿童健康的生活方式，使其避免长时间看电视、玩电子游戏等。

关于学龄前儿童运动的建议：鼓励每天参加 30 ～ 60 min 的体力活动，其中至少有持续 10 ～ 15 min 中等到较大强度的运动；体力活动应与合理膳食相结合；运动中要有安全防护措施；鼓励儿童参加趣味性的体育活动，积极培养学龄前儿童爱好运动的生活方式。幼儿园应积极开展综合性的健康教育和体育教育，充分利用资源，包括体育教师、运动场所等。

六、学龄儿童及青少年时期的营养

（一）学龄儿童的生理特点

学龄儿童期指 7 ～ 12 岁的孩子。这一时期儿童的体格仍维持稳步增长。除生殖系统外，其他器官、系统（包括大脑的发育）已逐渐接近成人水平。

这一时期的儿童所需要的营养素主要靠饮食摄取，所以要使儿童养成良好的饮食习惯，不挑食，不偏食。只有食谱广泛才能保证各种营养素的摄取，才能保证儿童的身体健康发育。

（二）学龄儿童的营养需要

虽然学龄儿童的体格仍维持稳步增长，但其已开始为青春期的飞速增长积蓄能量和营养素。这个阶段的儿童更需要增加营养，促进身体的发育、智力的增长，增加对疾病的抵抗能力，为以后身体素质的发展打下良好的基础。

儿童在这一时期生长发育旺盛，活泼好动，肌肉系统发育特别快，骨骼迅速增长，所以对能量、蛋白质的需要量更高。

钙和磷对儿童的身体发育非常重要，儿童软骨钙化、牙齿生长、身体的增高都离不开钙和磷。在保证钙和磷摄取的同时，应保持维生素 D 的供应，因为维生素 D 是钙、磷代谢必不可少的营养素。另外，还要注意及时补充铁、碘、锌、镁等元素，如果食物中铁元素供应不足，就会发生缺铁性贫血，甚至会引发各种并发症。

维生素 C、维生素 B_1、维生素 A 等营养素对促进儿童生长发育、增强其食欲、提高其身体免疫能力具有极大的作用，如果其摄取量不足，就会影响儿童的身体发育。

（三）青少年的生理特点

青少年时期指满 13 周岁但不满 20 周岁的时期，也就是少年与青年相重合的阶段，处于儿童时期之后、成人时期之前。青少年时期是一段快速生长发育的时期，是人生第二个快速成长阶段。在这一阶段，青少年的身体在短时间内发生了急速变化，新陈代谢旺盛、活动量大，因此需要大量的营养支持。

1. 性的发育

进入青春期，性激素分泌旺盛，并刺激男女性器官逐渐发育成熟，导致男生和女生在身体形态、功能和心理上出现差别。青春期主要是以生理上的性成熟为标准而划分出来的一个阶段。在人体生长发育阶段，青春期占一半或更多时间。目前，青春期在各国并没有一致的年龄范围，一般指十三四岁至十七八岁这个阶段，由于男性的性成熟比女性晚一年左右，可以把男性的青春期年龄范围确定为 14 ~ 18 岁。偏早或偏晚 1 ~ 2 年，都属正常现象。人们通常把这个年龄阶段的男性称为少男，13 ~ 17 岁的女性称为少女。在青春期，青少年不仅在身体上有了明显的变化，在心理上也会发生很大的变化。

2. 形态的变化

青春期引人注目的特点是身体长高、体重增加、第二性征出现、智力发展。在青春期前，男孩、女孩的身高差别很小，群体均值水平男孩要略高于女孩 1 ~ 5 cm；但经历了 10 年左右的青春期后，成年男子的身高会明显高于成年女性。一般青少年在青春期身高突增会持续 3 年左右，男孩在这期间每年可增长 7 ~ 9 cm，最多可达 10 ~ 12 cm。男孩在整个突增期平均长高 28 cm 左右，体重也会增加。

（四）青少年的营养需要

由于生长发育的迅猛，青少年在身高突增期对营养的需求量十分大。这期间，他们所需要的能量、蛋白质等营养素是一生中最多的。在青春发育期，青少年生长发育需要食物提供能量，且他们的基础代谢水平增高，体力活动增加，也需要较多的能量维持，因而每日供给的食物中要保证为他们提供足够的能量及蛋白质。另外，维生素、矿物质等在青少年时期也都起着重要的作用。

1. 蛋白质

青春期机体各组织、肌肉生长加快，性器官迅速发育，接近成年人，因此需要供给充足、优质的蛋白质。人体的蛋白质主要由食物供给，乳类、蛋类、肉类、豆类这些优质蛋白质必不可少。

2. 碳水化合物

青春期体内合成代谢增加，使机体对能量的需求量达到高峰。此时若能量供给不足，易发生营养不良、体重过低，而摄入过多又可引起肥胖等，因此能量供给要适宜。青春期人体所需要的能量较成年人多 25% ～ 50%，因为青少年活动量大，机体能量需要较多。能量的主要来源是碳水化合物、葡萄糖、果糖、蔗糖等，尤以葡萄糖最为重要。青春期经常食用的食品应包括谷类（大米、面、高粱、小米等）、淀粉类（藕粉、菱粉等）、豆类、根茎类（马铃薯、红薯、芋头等）、水果以及糖果和适量的甜食。

3. 矿物质

矿物质是人体生理活动必不可少的营养素，尤其是青少年对矿物质的需求量极大。钙、磷是构成骨、齿的重要成分。人体 99% 的钙和 80% 的磷都集中在骨和牙齿中。含钙、磷丰富的食物有虾皮、虾米、豆制品、蛋黄、芝麻酱、豇豆、橄榄等，还有各种乳制品，鱼、肉、干豆、硬果和粗粮等。碘的供给也很重要，因为机体的新陈代谢需要足够的甲状腺素，而甲状腺素的分泌离不开碘。含碘丰富的食品有海带、紫菜、发菜、蛤、干贝、海蜇、龙虾、带鱼等。除此之外，铁和锌的补充也很重要，其摄入不足会引起青春期缺铁性贫血。含铁丰富的食品有肝类、肉类、豆类、麦类、水果、蔬菜等。含锌丰富的食品有蛤、蚌、谷类、豆类、肝类、胰、鱼、其他肉类等。

4. 维生素

在生长发育中，维生素是必不可少的。它不仅可以预防某些疾病，还可以提高机体免疫力。维生素 A 能促进机体生长发育，使人体保持正常的视力，维持上皮组织的健康。青春期正是学习十分紧张的时期，如果视力减退，会影响学习。含维生素 A 或胡萝卜素丰富的食物有肝类、蛋黄、牛奶、鱼肝油、胡萝卜、番茄、红薯、橘子、金针菜、油菜等。另外，缺乏维生素 B_1 可引起舌炎，缺乏维生素 B_2 可引起口角糜烂，缺乏维生素 B_{12}、叶酸可引起贫血，缺乏维生素 C 可出现皮肤及牙龈出血。

5. 水

青少年活泼好动，需水量高于成人，每日摄入 2 500 mL 水，才能满足人体代谢的需要。水摄入不足，会影响机体代谢及体内有害物质与废物的排出，严重的可形成尿沉渣、肾结石、输尿管结石。如果运动量大，出汗过多，还要增加饮水量。水的摄入量不是指喝进去的水量，而是指喝的水量加上吃进的食物中含水量的总和。只喝饮料是不健康饮水习惯的表现，仅饮用纯净水可造成矿物质缺乏。

（五）青春期男女的营养需要

1. 青春期少男的特点与营养

男孩的青春期一般比女孩晚两年。青春期的男孩在第二性征上的表现尤为突出，如喉结开始凸出、声音变粗等。

（1）应摄取足量的胶原蛋白和弹性蛋白质。发音器官主要由喉头、喉结和甲状软骨构成，这些器官是由胶原蛋白构成的，声带则是由弹性蛋白质组成的。含有弹性蛋白质的食物有猪蹄、猪皮、蹄筋。

（2）宜摄入富含 B 族维生素和钙的食物。维生素 B_2、维生素 B_6 能促进皮肤的发育，也有利于声音的发育。钙还可以促进甲状软骨的发育。

（3）应避免过多食用辛辣刺激性食物，如辣椒、大蒜、胡椒粉、烟酒等，以防刺激声带黏膜，引起急、慢性喉炎和咽炎。

（4）进食时宜细嚼慢咽，切忌狼吞虎咽。吃鱼时更应注意，以防鱼刺刺伤咽喉。应多吃些软质食物和精细食物，不宜吃粗、硬食物，以防损伤咽喉。

（5）适量饮水。饮水可减少或清除喉腔的分泌物，从而减少细菌的滋生，可以有效防止咽炎的发生。此外，在变声期切勿大声呼喊、疲劳过度或睡眠不足，更不能情绪波动过大，以防咽喉充血，导致声带损伤。

2. 青春期少女的特点与营养

女孩子进入青春期后，生理上将会发生巨大的变化。特别是 13～17 岁的少女，正值青春期的初期，身体变化极大，体重也会增加，外观也会有很大程度的改变。一般来说，这一时期少女的身高要增长 10 cm 左右，体重增加 7～8 kg，除淋巴组织外，各个器官都要增大，月经要来潮，整个身体每天消耗的能量为成人的 1.25 倍。因此，青春期少女除必须摄入大量的能量外，还必须摄取足够的钙、铁、维生素 A、硫胺素、核黄素、烟酸、抗坏血酸等。如果这一时期营养不良，少女便会出现身体矮小、发育推迟或发育不良、月经来迟，以致弱不禁风或呈现畸形。

少女在饮食上应当注意粗细均衡、干稀饭均衡、菜肉搭配、豆制品及水产品的补充，如此安排才能取长补短，提高营养素的利用率。

（1）供给充足的优质蛋白质。少女在青春期应多吃优质蛋白质，如乳类、蛋类、豆类和肉类等。这些蛋白质食物中含有人体必需的氨基酸，且种类齐全、数量充足、比例合理，能促进少女的正常发育，提高其抗病能力。

（2）补充钙、铁、锌、碘等微量元素。青春期少女骨骼生长迅速，特别需要补充钙和磷，应多食用富含钙、磷的蔬菜、豆类、海产品及乳类。每天喝一杯牛奶可获得较多的蛋白质和钙，也有利于防止少女出现骨质软化症。随着少女体格的增大，血容量也在扩增，因此必须供给大量的铁，用来制造红细胞，防止缺铁性贫血的发生，尤其是月经已来潮的少女，更要增加食物中的铁含量。青春期少女铁的推荐摄入量是一生中最多的。缺锌会影响其生殖器官的生长发育，因此少女必须每天从海产品、动物肝脏及植物中摄入 15 mg 的锌。碘缺乏会使少女甲状腺肿大，因此每天应多吃些紫菜、海带等海产品。其他矿物质也应摄取足够的量，这样才能满足少女发育的需求。

（3）补充各种维生素。少女都希望自己皮肤健美，头发柔软黑顺。要达到这一点，除先天条件外，后天的饮食营养也十分重要。维生素 A 对皮肤大有益处，多存在于动物肝脏、鱼类、乳制品、蛋类、胡萝卜和菠菜中。维生素 B_1、维生素 B_2 可以消除皮肤斑点，减少皱纹。维生素 C 对骨骼、牙齿、肌肉及血管的发育都十分重要，主要来源于各种新鲜的蔬菜和水果。

七、老年人的营养

随着世界各国人口老龄化趋势日益明显，我国居民中 60 岁以上的老年人口的数量亦日趋增多。要想加强老年保健，延缓衰老，防治各种老年人常见病，达到健康长寿和提高生命质量的目的，合理营养至关重要。

（一）老年人的生理特点

1. 老年人机体的改变

人体 70 岁与 20 岁相比，脂肪在整体的构成比例上增加了约 35%。老年人体内水分减少，皮肤弹性降低。老年人骨矿物质含量减少，自然会带来骨质密度降低。尤其是老年妇女停经后，骨质减少会超过同龄男子，这主要是由老年妇女雌激素分泌不足所致。骨质疏松症是危害老年人健康的一种常见病。

2. 心血管系统的变化

老年人心率减慢，心脏每分钟的输出量减少，从30岁到80岁心脏输出量减少30%，因而全身供血量减少，导致心脏收缩功能下降，血管逐渐硬化。

3. 消化系统的变化

老年人会有牙齿松动和脱落的症状。牙齿脱落或使用假牙不合适，会使食物不能被充分咀嚼而引起消化不良或腹泻。老年人的味觉明显减退，对甜味和咸味都不敏感，过多的食盐和糖的摄入对老年人的健康不利。老年人因肠蠕动慢，易患便秘。胃的各种消化酶及胃酸分泌减少，导致消化不良，食欲下降。

4. 视觉器官的生理功能变化

老年人眼球晶体失去弹性，眼肌的调节能力减弱，视力减退，易发生白内障、青光眼等眼部疾患。

5. 神经系统的变化

神经系统的变化表现为老年人记忆力、听力、视力、体温调节能力等反应能力降低。神经系统反应能力降低、手脚动作不到位导致老年人易发生意外伤害事故。例如，触觉、温度觉、痛觉减退使老年人易发生烫伤。

（二）老年人的营养需要

1. 能量

老年人脂肪组织逐渐增加，肌肉和其他活性组织相对减少，所以整个代谢过程减慢，对能量的摄入量降低。过多的能量会转变为脂肪，因此能量的摄入量应随年龄的增长逐渐减少。中国营养学会建议在50岁以后，每10年全天总能量递减10%，即50岁以后应较青壮年时期的总能量减少10%，60岁以后减少20%，70岁以后减少30%。

2. 蛋白质

老年人体内细胞衰亡，体内各种代谢能力降低，会不可避免地使蛋白质丢失。因此，如果此时摄入蛋白质的质与量不够，会加重人体器官的衰老。老年人的蛋白质需求量不低于其他成年人，这是由于分解代谢增加，而合成代谢逐渐变慢，容易发生负氮平衡。老年人容易出现低蛋白血症、水肿和营养性贫血，因此对老年人的蛋白质供应量应与青年时期相同。要注意的是，老年人肝肾功能降低，摄入过多的蛋白质会加重肝、肾负担，因此每日蛋白质的摄入量达到每千克体重1.0～1.2 g为宜。

3. 碳水化合物

老年人的碳水化合物供给应以多糖为主，少用单糖、双糖。老年人糖耐量低，胰岛素对血糖的调节作用减弱，易出现血糖升高。老年人不宜食含蔗糖量高的食品，过多的糖在体内还可转变为脂肪，并使血脂增高；而应多吃蔬菜与粗粮，增加膳食纤维的摄入，以利于增强肠蠕动，防止便秘。

4. 脂肪

老年人的脂肪供给量不宜过高。老年人胆汁酸减少，酯酶活性降低，消化脂肪的机能降低，脂肪组织的分解速度随之降低。所以，老年人摄入的脂肪量占其摄入总能量的20%～25%较为适宜，同时要减少饱和脂肪酸和胆固醇含量高的食物的摄入。在有心脑血管病、糖尿病、高血压等病症和肥胖的老年人的膳食中，脂肪占总能量的比例应控制在20%以下。

5. 铁

老年人常发生不同程度的贫血，原因涉及胃容量的减少、胃酸及胃肠对铁的吸收减少、造血机能减退、维生素C及微量元素的不足等。在一般情况下，动物肌肉和动物血液提供的铁是血红素铁，其吸收率高于植物性食物。同时，还应食用富含维生素C的蔬菜、水果，以利于铁的吸收。

6. 钙

老年人尤其是女性易出现骨质软化、骨密度降低而导致的骨质疏松症。这不仅与激素、维生素D有关，也与钙的供给有关。乳及乳制品中的钙较植物性食物中的钙更好吸收，老年人钙的供应总量要高于青年时期的标准。

7. 钠

食盐（氯化钠）摄入量多的人群高血压的发病率比较高。为了预防高血压，老年人的食盐进量以每天4～6 g为宜，高血压及冠心病患者应控制在4 g以下。

8. 维生素

老年人维生素需供给充足。老年人上皮细胞干燥、增生、过度角化、机能减弱等机体老化与维生素缺乏有一定关系。而其维生素缺乏的原因是老年人牙齿脱落，咀嚼力差，其食物软烂，从而增加了维生素的损失。

维生素E的主要功能为抗氧化、抗衰老，主要存在于各种坚果及植物油中。老年人可适当食用富含维生素E的食物。

（三）老年人的膳食原则

1. 少量多餐，预防营养缺乏

食物多样，制作细软，少量多餐，预防营养缺乏。不少老年人牙齿缺损、消化液分泌和胃肠蠕动减弱，容易出现食欲下降和早饱现象，造成食物摄入量不足和营养素缺乏，因此老年人膳食更应注意合理设计、精准营养。高龄老人和身体虚弱以及体重出现明显下降的老人，应特别注意增加餐次，除三餐外，可增加 2 ~ 3 次加餐，以保证摄入充足的食物。食量小的老年人，应注意在餐前和用餐时少喝汤水，少吃汤泡饭。有吞咽障碍和 80 岁以上的老人，可选择软食，进食中要细嚼慢咽，预防呛咳和误吸；贫血以及钙、维生素 D、维生素 A 等营养缺乏的老年人，可在营养师和医生的指导下，选择适合自己的营养强化食品。

2. 主动足量饮水，积极户外活动

老年人身体对缺水的耐受性下降，因此要主动饮水，每天的饮水量要达到 1 500 ~ 1 700 mL，首选温热的白开水。户外活动能够使其更好地接受阳光照射，有利于体内维生素 D 的合成和延缓骨质疏松的发展。一般认为，老年人每天户外锻炼 1 ~ 2 次，每次 1 h 左右，以轻微出汗为宜；或每天至少走 6 000 步。注意每次运动要量力而行，强度不要过大，运动持续时间不要过长，可以分多次运动。

3. 延缓肌肉衰减，维持适宜体重

骨骼肌肉是身体的重要组成部分，因此延缓肌肉衰减对维持老年人活动能力和健康状况极为重要。延缓肌肉衰减的有效方法是吃动结合。一方面，要增加摄入富含优质蛋白质的瘦肉、海鱼、豆类等食物；另一方面，要进行有氧运动和适当的抗阻运动。老年人体重应维持在正常稳定水平，不应过度苛求减重，体重过高或过低都会影响健康。从降低营养不良风险和死亡风险的角度考虑，70 岁以上的老年人的 BMI（身体质量指数）应不低于 20 kg/m²。在血脂等指标正常的情况下，BMI 上限值可略放宽到 26 kg/m²。

4. 摄入充足食物，鼓励陪伴进餐

老年人每天应摄入 12 种及以上的食物，并采用多种方法增强食欲，增加进食量，吃好三餐。早餐宜有 1 ~ 2 种以上主食、1 个鸡蛋、1 杯奶，另有蔬菜或水果。中餐、晚餐宜有 2 种以上主食，1 ~ 2 个荤菜、1 ~ 2 种蔬菜、1 种豆制品。饭菜应色香味美、温度适宜。

老年人应积极主动参与家庭和社会活动，主动与家人或朋友一起进餐或活动，积极快乐地享受生活。适当参与食物的准备与烹饪，通过变换烹饪方法和食物的花色品种，烹制自己喜爱的食物，增加进食的乐趣，享受家庭的喜悦和亲情。对于孤寡、独居老年人，建议多结交朋友，或者去集体用餐地点（社区老年食堂或助餐点、托老所）用餐，增加交流，增强食欲，以摄入更丰富的食物。对生活自理有困难的老年人，家人应多陪伴，采用辅助用餐、送餐上门等方法，保障老年人的食物摄入和营养充足。家人应对老年人更加关心照顾，要多陪伴交流，注意老年人的饮食和体重变化，及时发现和预防疾病的发生和发展。

第二节　特殊作业人群的营养

一、运动员的营养

一名优秀的运动员在力量、速度、耐力等方面均有较高要求，并且由于运动比赛存在较强的竞争性，运动员会精神紧张，心理也受到一定影响，导致运动员的机体系统发生较大变化，体内的激素、物质代谢情况也与日常有较大区别。一般来说，可以根据不同时间段、不同运动类型进行膳食营养的补充。能量消耗大、机体内环境变化较大的运动员，可以通过膳食来缓解运动性疲劳。因此，在膳食中可以选择富含碱性物质的食物，这样可以有效减少机体内乳酸的堆积，让酸性代谢产物得到中和，缓解疲劳；还要注意补充维生素 B_1，让机体的耐力增强，这对运动员的身体健康有较大益处。有研究发现，运动员运动之前，适当地补充糖分，可以补充肌糖原储备，减轻运动过程中大量消耗肌糖原带来的不适感；对于运动员来说，补液也是非常重要的，补液能够让运动员保持良好的水合状态；补充适当的抗氧化物，不仅能让运动员的耐力更佳，还能有效避免运动员在运动中出现肌肉损伤的情况。

（一）运动员的膳食营养原则

运动员的膳食营养应当遵循一定的原则，让运动员的膳食营养补充更加科学。简单来说主要有以下四点。①注意分析运动员的能量、体液平衡，并据此进行膳食营养补充。在膳食营养补充时要选择易消化、易吸收的食物，避免脂肪含量高的食物，注重运动员机体对水分、蛋白质等的吸收，充分补充营养物质，让机体中各类元素均得到补充。②在考虑营养均衡的基础上，注意了解运动员的心理需求,因为心理上的满足能够让运动员在补充膳食营养的过程中有更加愉悦的心情。可以通过问卷调查等方式,真实了解运动员的心理喜好,补充运动员真正喜爱且有营养价值的膳食。③要注意不同时期的营养调控,如运动员在比赛期间,要注重胃肠道健康,减少食用粗杂粮食物,这类食物在体内容易产生气体,会严重影响运动员的比赛表现。④要根据不同的运动项目进行特殊准备,其中比赛期间的糖分补充非常重要,其能让运动员的血糖水平、肌糖原水平保持良好状态。

(二)不同项目运动员的膳食营养补充对策

1. 力量型运动员的膳食营养

力量型运动员在赛场上需要有较大的爆发力,并且多数表现为间歇运动,运动的强度较大。这类运动员的机体往往对蛋白质、维生素 B_2 的需求量大。因此,在力量型运动员的膳食营养中要多给予维生素 E、维生素 C、牛磺酸等,以增加肌肉力量,并达到促进合成代谢的效果,让运动员能够更好地适应爆发性的活动。

2. 速度型运动员的膳食营养

速度型运动员机体在运动中会保持高速运动状态,可能出现代谢缺氧的情况,并且体内也会产生和堆积较多的酸性代谢产物。这类运动员的膳食需要注意增加蔬菜、水果等,以补充维生素 B_1 和维生素 C,且饮食要以碱性食物为主,以达到调理酸碱度的效果。一般来说,富含钙、钠、钾等元素的食物均具有一定的碱性,蔬菜、豆类、豆制品可以在运动员的体内形成碱性氧化物,对速度型运动员有较大益处。另外,还要注意在膳食中选择容易吸收的碳水化合物。

3. 耐力型运动员的膳食营养

对于耐力型运动员来说,其需要保持长时间的运动,机体的能量代谢会消耗较多脂肪,也需要较多的热能、营养素、肌糖原等,体内的蛋白分解也较多。因此,在膳食营养中要注意补充氨基酸、葡萄糖等,尤其是在比赛前要补充肌糖原,提高运动员抗疲劳的能力。

(三)运动员不同时间段的膳食营养调理

1. 比赛前期的饮食营养策略

在比赛之前,运动员需要适当补充能量、蛋白质等,以保持良好的身体状态和心理。比赛前期的饮食营养策略主要有以下几点。①比赛前运动员通常处于减少运动量、保持体力的状态,对能量的需求也较运动中少,因此在膳食营养的补充方面，要适当控制能量的补充。②膳食营养追根究底是运动员的一日三餐，因此色、香、味等也是不可忽视的。在为运动员补充营养的过程中，应多选择无机盐、维生素等含量高的食物，选择美味、种类丰富的膳食，让运动员在比赛前保持愉悦的心情。③比赛前要严格控制对脂肪的摄入，蛋白质的摄入量也应当大大减少，这是因为脂肪、蛋白质多呈酸性，如果在比赛前体内酸性食物较多，会导致体液的酸性增加，更容易出现疲劳。④在控制酸性食物摄入的同时，应增加对碱性食物的摄入，让运动员在比赛前能够储备更多碱性物质。一般来说，蔬菜、水果中的碱性成分含量较高。⑤补充维生素、糖分、抗氧化酶等。运动员可以通过吃维生素片、适当补糖、食用瘦肉类食物等，使体内的膳食营养保持均衡状态。

2. 比赛当日赛前一餐的饮食营养策略

在即将开始比赛时，运动员的膳食营养也有所不同。赛前的食物不宜体积过大，体积过大的食物可能会堆积在运动员的消化系统内，影响运动员的发挥，因此应选择容易被机体吸收的食物，以此为机体提供更多的能量。另外，要注意每个运动员的饮食习惯不可突然改变，每一餐的就餐时间、膳食内容均要符合日常习惯，让机体保持稳定状态。一般来说，赛前一餐应当在比赛开始前 3 h 完成，以保证运动员机体能够充分吸收，比赛中不出现消化不良或能量不足的情况。在饮食禁忌方面，运动员需要避免饮用咖啡、浓茶，乙醇类的饮料也不可饮用，因为这些饮品有一定的利尿作用，不利于运动员的比赛。此外，运动员应适当补充蔗糖、葡萄糖等，但不可过量。

3. 比赛后的饮食营养策略

在比赛完成后，运动员的膳食营养也不容忽视，应当严格遵循运动员饮食原则，避免摄入高脂肪食物，为运动员补充糖分、蛋白质，让运动员消耗的大量能量能得到较好的恢复，最为重要的是一定要为运动员进行补液，补液的核心在于为运动员补充糖类物质。另外，还要注重运动员的心理、精神等状况，并为运动员选择心仪的食物，帮助运动员补充维生素和电解质，同时碱性食物也必不可少，还要有适量的蔬菜和水果。水果中含有丰富的天然抗氧化物质，可以让运动员体内的抗氧化酶活性得到提升，促进运动员赛后的身体恢复，对运动员的身体健康有较大益处。

二、高温环境下作业人群的营养

高温环境是指 35 ℃以上的生活环境和 32 ℃以上的工作环境；相对湿度达 80% 以上、环境温度达 30 ℃以上的环境也可被称为高温环境。在生产劳动和生活中常常会遇到高温环境，如铸造、炼钢、炼铁、热处理、纺织、印染车间和锅炉间以及夏天时的田间劳动、环卫作业、建筑行业的露天作业等。

人体在高温环境下劳动和生活时，主要通过出汗和汗液的蒸发散热来调节体温使其维持在正常范围。高温环境下体温升高，出汗量大，因而人体会流失大量的水、矿物质和水溶性维生素，会引起能量代谢增加、蛋白质的分解增加、血清尿素氮排出量增多、消化液分泌减少、食欲下降、中枢神经系统兴奋性降低。

（一）高温环境下人体的营养需要

1. 水和矿物质

高温环境中，人体排汗量每天可高达 8～10 L，汗液的 99% 为水，0.1%～0.5% 为氯化钠，并含有少量的钙、镁、钾、铁、锌、铜、硒及水溶性维生素。因此，高温作业者每天应根据出汗量的多少及时补充水分。当机体失水量超过体重的 2% 时，工作效率会下降，严重时人可能会虚脱。矿物质的丢失会引起水、电解质紊乱，甚至循环衰竭及热痉挛等。在中等劳动强度、中等温湿度的条件下，每天需要补水 3～5 L；在重体力劳动、气温及热辐射强度特别高的条件下，每天需要补水 5 L 以上。宜饮用含盐饮料进行补水，氯化钠浓度以 0.1%～0.15% 为宜。每天矿物质的补充量应为钙 600～800 mg，钾 3～6 g，镁 200～300 mg，锌 15 mg 以上。

2. 维生素

水溶性维生素会通过汗液及尿液流失。因此，高温作业人员应增加水溶性维生素的补充。每天维生素 C 的摄入量为 150～200 mg，维生素 B_1 的摄入量应为 3～5 mg，维生素 B_2 的摄入量应为 3～5 mg，维生素 A 的摄入量应为 1 500 μg RE。

3. 能量

人体在高温环境下作业时，基础代谢率会增高，能量代谢会加速。同时，劳动强度也会影响能量代谢。能量供给应以推荐量为基础，环境温度达 30～40 ℃时，温度每增加 1 ℃，能量的供给量增加 0.5%。

4.蛋白质

人体在高温环境下作业时，会因出汗量多而丢失大量的氮、尿素、氨、氨基酸、肌酐等。同时，机体失水会促进组织蛋白分解，尿氮排泄量增加。所以，应适当提高蛋白质供应量，以每日蛋白质的摄入量占总能量的 12% ～ 15% 为宜，并增加优质蛋白质的比重。

（二）高温环境下人员的膳食

1.供应营养适宜的食物

可多食用鱼、瘦肉、奶、蛋及豆制品，以补充优质蛋白质。至于矿物类元素的补充，含钾量高的有部分水果蔬菜和紫菜、豆类等，含钙量高的有奶及奶制品、豆类、坚果类等，含铁量高的有动物肝脏、动物全血、豆制品、鸡毛菜等，含锌量高的有贝壳类海产品、动物内脏、红色肉类等，含维生素 C 较多的有新鲜蔬菜和水果等。脂肪可增加菜肴的香味，但不宜摄取过多。

2.采取促进食欲的措施

高温环境中，消化液分泌量减少，食欲下降。因此，应选择阴凉、舒适的就餐环境；进餐前可适量饮用饮料或汤；要注意食物是否种类多样、搭配合理；食物具有较好的色、香、味，这有助于提高食欲，保证营养素的摄入。

3.将汤作为补充水及矿物质的重要饮品

可选用白开水、淡盐水、茶水、柠檬水，或将陈皮、山楂、酸梅、糖浆等配成饮料饮用，也可供应鱼、肉、菜汤。水分最好少量多次摄入，这种饮水方法可减慢汗液的排泄，也可防止冲淡胃液影响食欲和消化，水温宜为 12 ～ 18 ℃。

4.可使用营养制剂

近年来，功能性饮料种类繁多，有含 25% 氯化钾和 12.5% 氯化钙的电解质饮料以及含氯化钠、维生素 C、钙、镁、钾等的保健饮料，可根据具体情况选择饮用。

三、低温环境下作业人群的营养

低温环境作业是指在寒冷的室外或室内无采暖设施或有冷源设备的低温环境中工作。例如，交警、边防巡逻人员、邮递员、伐木工以及从事冷藏、捕捞、水产加工、交通运输、田间劳动、护路、除雪、电信架线等的作业人员都处于低温环境中。一般 10 ℃以下的环境会对人的工作效率产生不利影响。

低温环境下，消化液分泌增多，食欲提升；皮肤血管收缩、交感神经兴奋，这会使心输出量增加、血压上升、心率加快；同时，低温会使皮肤的敏感性降低，肌肉的收缩力、协调性、灵活性下降，易出现疲劳。因此，低温环境作业人员应注重膳食营养的搭配。

（一）低温环境下人体的营养需要

1. 能量

低温环境下作业人员应增加能量摄入。因为在低温环境中人体会出现寒战和一些不随意运动；低温会使身体散热加速，同时防寒衣物增加了体力负荷；低温环境下基础代谢可增高 5% ～ 17%，所以能量消耗会比正常条件下增加。

2. 脂肪、碳水化合物和蛋白质

低温环境下的作业人员应适量增加脂肪及碳水化合物的摄入，以提高人体的耐寒能力。人们在低温环境下生活或工作时也会更喜欢高脂肪饮食，这提示了机体对脂肪需求量的增加。一般脂肪产热应占总能量的 35% 左右，碳水化合物占总能量的 50% 左右，蛋白质占总能量的 13% ～ 15%，而且要注重必需氨基酸的构成比例。在低温适应过程中，蛋氨酸可通过甲基转移作用提供一系列适应寒冷所必需的甲基，酪氨酸则能提高低温环境下的作业能力。

3. 矿物质

低温环境会使肾上腺素分泌增加，引起交感神经兴奋，从而导致血钙减少、尿钙排出增加。因此，每日应补充 600 ～ 1 200 mg 的钙。另外，低温环境中尿量增加，随尿液排出的钠、氯、钾、氟等也会增加，生活在寒带地区的人对食盐的需求量为温带地区的 1 ～ 1.5 倍。

4. 维生素

维生素与低温适应关系密切，应增加其摄入量。增加维生素 C 的摄入可明显减弱低温环境中直肠温度的降低，缓解肾上腺的过度应激反应，增强机体对低温的耐受性，维生素 C 每日供给量以 70 ～ 120 mg 为宜。低温环境中，体内氧化产热过程会加强，所以食谱中维生素 B_1、维生素 B_2 和烟酸的供给量要适量增加。维生素 A 可增强机体耐寒能力，每日供给量以 1 500 μg RE 为宜。维生素 E 能提高线粒体的能量代谢能力，在低温环境中可以促进脂肪等组织中的环核苷酸代谢，提高机体的抗寒能力，应注意补充。

（二）低温环境下人员的膳食

1. 在平衡膳食的基础上，增加能量的摄入

供应充足的谷类、动物性食品、食用油。选择含蛋氨酸丰富的食物，如鸡肉、蛋类、核桃、大豆及其制品等。

2. 注意膳食中矿物质和维生素的供应

膳食中除摄取足量的新鲜蔬菜和水果外，还应适当摄入鱼、蛋、瘦肉、肝脏等食物。

3. 减少低温地区食物营养素的损失

发展温室种植技术，研究冷冻、冷藏技术，减少食物储存过程中营养素的流失；选择合适的烹调方法，减少营养素的损失；供应热食，提升食物的消化吸收率。

4. 合理安排饮食

低温环境下作业劳动强度大，能量消耗多，食量大。因此，每天可供应四餐，早餐占一天能量的 25%，加餐占 15%，午餐占 35%，晚餐占 25%。

四、高原作业人群的营养

高原地区是指海拔 3 000 m 以上的地区。海拔越高，大气压及氧分压越低。氧分压下降会使血氧饱和度降低，进而导致组织缺氧，高原环境对人体的主要影响就是缺氧。海拔为 0 m 时，大气压为 765 mmHg，氧分压为 159 mmHg；海拔为 3 000 m 时，大气压下降至 530 mmHg，氧分压下降至 111 mmHg。高原缺氧不仅会阻碍体内营养物质的摄入、吸收和代谢，使缺氧加重，损害大脑功能，还会引起食欲减退、胃肠功能紊乱。同时，高原环境还伴有温湿度低、沸点低、太阳辐射及电离辐射强等特点。因此，膳食中要注意摄取耗氧少且能有效利用氧、提高缺氧耐力、缓解急性高原反应症状的营养素，加快高原习服进程。

（一）高原环境下人体的营养需要

1. 碳水化合物

碳水化合物分子中含氧最多，氧化过程中耗氧最少，因此高碳水化合物膳食有助于缺氧习服。高碳水化合物饮食能使人体氧分压提升，肺扩张能力增加 13.9%，促进气体交换；还能维持中枢神经系统及心肌的正常功能，缓解高原反应。进入高原环境后，葡萄糖和糖原会被紧急调用，以维持血糖水平和脑功能。

2. 蛋白质和脂肪

高原缺氧初期，蛋白质分解加快，尿氮增加，会出现负氮平衡。色氨酸、酪氨酸、赖氨酸及谷氨酸等氨基酸能提高缺氧耐受力，故应增加蛋白质的摄入。但蛋白质氧化过程耗氧较多，不利于缺氧习服。因此，习服后提供占总能量10%的蛋白质即可，但要选择优质蛋白质，以维持氨基酸平衡。脂肪是生酮物质，酮体大量积聚会使缺氧耐力降低，不利于习服，所以应选择低脂饮食。

3. 能量

海拔高度越高，气温越低，低温环境中机体基础代谢率会提高，加之着装笨重也增加了能量消耗。低温与缺氧环境会严重影响身体健康，所以应及时增加能量的供应量，高原能量供应量可高于处于平原时能量供应量的10%，冬季时应高于20%。

4. 维生素

补充维生素可提高缺氧耐受力。在缺氧状态下，机体对维生素的消耗量增加，加之食欲减退，维生素的摄入减少，所以应注意补充多种维生素。酶系统中大部分辅酶是B族维生素的衍生物，所以补充B族维生素能提高氧的利用率。维生素E可减少组织氧的消耗，还可促进红细胞的生成及含铁血红素细胞酶的合成，提升缺氧耐受力。维生素C可改善缺氧状态下的氧化还原反应过程，提高氧的利用率。在缺氧环境下进行体力劳动时，各种维生素的供给量应多于平原环境下的正常供给量。

5. 矿物质

刚进入高原环境的一段时间内，人体排尿量会增多，钾的排出量也随之增多，而钾的丢失及水钠潴留是引起急性高原反应的重要原因。因此，可多食含钾丰富的食物，同时适当减少钠的摄入。缺氧时，机体造血功能增强，骨髓生成红细胞增多，血液中血红蛋白增加，铁的需要量增加，多食含铁丰富的食物或补充铁剂有助于血红蛋白、肌红蛋白、酶及含铁蛋白的合成，加快人体对缺氧环境的习服。铜、锰可增强机体对缺氧的适应能力，也要注意补充。

6. 水

高原环境中空气干燥，水的表面张力降低，同时肺的通气量增加，机体失水较多。因此，高原环境中每日应饮用水 4 ~ 5 L。

（二）高原环境下人员的膳食

1. 选择适宜的食物种类

主食应以米类为主，能抑制恶心、呕吐等症状；可提供高碳水化合物膳食，并选择容易被消化吸收的双糖替代部分多糖；应增加含铁量较多的鸡、鱼肉、乳类及新鲜蔬菜的食用量；应适量供应葱、姜、蒜、辣椒、醋及味精等能刺激食欲的食品和调味品。高原物资运输较为不便，可充分利用本土的野菜、野果和动物制作食物。

2. 维持正常的食欲和消化功能

缺氧会引起食欲下降甚至厌食，应注意烹调方法，少食多餐，餐间提供酸性水果和酸甜饮料。饮食应清淡少油腻，避免摄入产气和含纤维素多的食物。

3. 用高压锅蒸煮食物

在高原环境下烹制食物时，由于气压低，水的沸点也低，食物不易煮熟，这样会影响口感，而且烹调时间过长会导致大量营养素流失，因此可选用高压锅烹调食物。

五、潜水作业人员的营养

潜水作业是指在水下环境里进行的工作，主要见于海底采矿、海底探险、沉船及沉物的打捞、水下营救、桥梁和港口码头的建造、水中养殖等工作中。潜水作业人员能量散失较多，精神高度紧张，食欲下降。因此，潜水作业人员的营养与膳食应有其自身的特点。

（一）潜水作业人员的营养需要

1. 能量

潜水作业对能量的需求量增加，原因是水下作业要穿戴和配挂潜水装备，这使身体负荷增加；水下行动或作业时受到的水的阻力较大；水温低于体温，机体散热增加。潜水作业人员的能量需求量与水温、潜水时间及潜水服的保暖程度有关，潜水员每天的能量需求量为 14.6 ～ 18.8 MJ（3 500 ～ 4 500 kcal）。

2. 蛋白质、脂肪和碳水化合物

潜水员摄取丰富的蛋白质有助于对高压应激的代偿，且蛋白质的消化吸收较慢，可在进餐后较长时间内为机体供能，供给量以每天 100 ～ 140 g 为宜。潜水员需要高热量饮食，脂肪是较好的产热食物，可适当增加摄入量，但高脂肪饮食会引起高脂血症和肥胖。高脂血症对高压条件下潜水人员体内组织中稀

有气体的脱饱和有不利影响，肥胖则易发生减压病。因此，脂肪摄入量不宜过多，应占总能量的 25% ~ 30%。碳水化合物能够迅速供能，每日供给量应占总能量的 55% ~ 65%。

3. 维生素

补充维生素对潜水员非常重要。高压可引起维生素 C、维生素 B_1 需求量的增加，维生素 B_6 可减轻减压病对机体的损害，维生素 A 和维生素 B_2 能提高潜水员的视觉暗适应能力。每天应向潜水员供给维生素 A 1 500 μgRE，维生素 B_1 2.5 mg，维生素 B_2 2.0 ~ 2.5 mg，维生素 B_6 2.2 ~ 3.0 mg，维生素 C 100 mg。

4. 矿物质和水

潜水作业会使尿量及尿中电解质的排出量增多，但这影响不大，不必额外补充矿物质。每日应供水 2 L。

（二）潜水作业人员的膳食

1. 选择营养丰富的食物

膳食中除提供粮谷类食物外，还应多提供肉类、鱼类、蛋类、奶类及新鲜蔬菜，以提供足够的能量、蛋白质和维生素。若不能满足需要，可适量补充维生素制剂或强化食品。

2. 注意改善食欲

在高压的情况下，消化腺的分泌功能受到抑制，再加上身体疲劳，潜水员的食欲会下降。因此，要通过合理配膳和提高烹调水平，供应可口的饭菜，改善潜水员的食欲。

3. 潜水作业期间不要食用易产气食物

潜水作业时，肠道中的气体会在上升减压的过程中膨胀，引起腹痛，这样不仅会产生痛苦，还易与减压病相混淆。所以，不要食用豆类、萝卜、韭菜、碳酸饮料等食物。

4. 禁止饮酒

酒能麻醉中枢神经系统，使判断力降低、反应迟钝、动作失调，也会影响心血管系统，带来不良后果。因此，从潜水的前夜开始就应禁止饮酒。

5. 合理安排潜水前后的饮食

（1）潜水作业前的膳食。潜水前 2 h 内严禁过分饱食，过饱会引起胃肠道不适，同时大量血液流入胃肠帮助消化，导致其他部位血量减少，增加了循环系统的负担；但进食量也不可过少，饥饿引起的低血糖也会影响作业。最好在潜水前摄入少量热的含糖饮料和易消化的点心，避免摄入易产气的食物及酒类。

（2）潜水作业后的膳食。潜水后，特别是在深水中潜水后，因为水温低于体温，身体处于低温状态，所以应先摄入热的、营养丰富的汤或饮料，使机体逐渐复原。由于在加压、减压过程中人会感到不适，易出现头晕、耳鸣、恶心及食欲减退等症状，所以正餐应安排在潜水后 1 ～ 1.5 h。同时，应合理烹调，提供清淡可口，含有丰富的营养物质，且色、香、味俱全的饭菜，使身体尽快恢复到正常状态。

第三节　素食人群的营养

从广义上讲，素食者是指不吃畜肉、禽和鱼等动物食品，而将植物性食品（如谷类、坚果、蔬菜和水果）作为饮食的基本内容的群体。实际上，许多素食者也吃乳制品和鸡蛋；另外，一些人虽不吃肉，但偶尔也吃鱼和禽。如今的素食者只有很少一部分是完全不吃动物性食品的。

一、素食者类型

素食膳食包括严格的素食和半素食。严格的素食中没有任何动物性蛋白，半素食的膳食包括一些动物性蛋白。根据素食者的食物可将素食者分为以下几类。

严格素食者：不吃动物性食品。

半素食者：吃一些动物性食品，但不是所有的动物性食品都吃；大部分时间是食素的，只是偶尔才吃肉、禽和鱼。

乳蛋素食者：食用部分源于动物的食品，如蛋和乳类。

乳素食者：食用乳类和相关产品，如奶酪、奶油和酸奶。

蛋素食者：吃蛋类食品，不吃乳类、肉、禽、鱼、海产品。

白肉素食者：吃鱼、禽等白肉和植物性食品，不吃猪、牛、羊等红肉。

新素食者：吃植物性食物，适当补充一些纯天然的、没有经过任何加工的动物性食品。

长寿素食者：不吃任何动物性食物，只吃没有经过人工加工和精制的纯天然有机食物。

果素食者：其膳食由鲜果、干果、植物种子、蜂蜜和植物油组成。

二、素食膳食的健康效应

素食是一种长期养成的饮食习惯，包括只吃植物性食物和膳食中严格限制某种动物蛋白或限制动物蛋白的摄取量。在实际生活中素食者的饮食方式不同，素食对他们身体的影响也不同，但素食膳食与减少某些健康危险因素有关。研究表明，素食膳食并不比肉食膳食更健康，但素食确实可以降低某些疾病的发病率，有助于预防某些慢性疾病。一般素食者患心脏病、高血压、2型糖尿病、肥胖和某些癌症的概率低于非素食者，而且患肾结石、胆结石及乳腺癌的概率也较低。原因是素食中的总脂肪和饱和脂肪酸含量低，而且植物中的少量脂肪通常是不饱和脂肪酸；素食中不含胆固醇，因此素食者的血脂（甘油三酯和胆固醇）通常比肉食者低，素食有助于预防冠心病；植物食物含有大量的纤维素和其他能降低血清胆固醇、防止胃肠道功能紊乱的营养素；如果食物选择适当，素食可以供给充足的营养素和低热能。植物性食物是营养密度高、有饱腹感的膳食，但不增加脂肪供能。因此，素食可以作为减肥的有效膳食，一般可以帮助人们达到减重目的。

当你了解了素食以后，可以循序渐进地过渡到素食。可以先减少红肉的摄入，也可以每周有几天不吃肉或每天只吃一次肉，还可以选择脂肪含量低的白肉来取代红肉，多吃鸡、鸭、鱼；然后可以选择乳蛋素食；最后过渡到严格的素食。

三、素食者的营养问题

（一）摄入蛋白质的质量较低

素食者完全可以通过植物性食物获得足够的蛋白质，但是植物蛋白的质量比动物蛋白的质量差一些，赖氨酸等氨基酸含量少一些。不过只要注意多选择大豆制品和坚果类等富含优质蛋白质的食物即可，一般在吃素的时候不需要另外补充蛋白质。

（二）热量低

长期食素会导致蛋白质与脂肪的摄入严重不足，容易引起营养不良。长期吃素的妇女所生的孩子往往存在生长发育障碍。蛋白质是建造和修补人体组织的主要原料，长期缺乏会对机体的抗病能力影响极大；脂肪、不饱和脂肪酸更是大脑的食粮，对促进大脑智力发展极为重要。

（三）引起微量元素和维生素的缺乏

素食中锌、钙、铁含量少，且含有较多的植酸和草酸，会阻碍锌、钙、铁等元素的吸收。

素食中维生素储备不够全面，缺乏某些脂溶性维生素和水溶性维生素。

容易引发缺铁性贫血。植物食品只含非血红素铁，不如肉食所含的血红素铁好吸收，所以素食者体内铁的存量较低。

素食者容易缺钙。乳蛋素食者的钙的摄入量与非素食者相当或比他们高；但完全素食者容易缺钙，所以应该适当补钙。

素食者容易缺锌。素食者锌的摄入量比非素食者低。

素食者容易缺乏维生素 B_{12}。维生素 B_{12} 几乎只存在于动物性食品中，螺旋藻类、海生植物、大豆发酵食品等所提供的维生素 B_{12} 是缺乏活性的。因此，素食者应该摄入维生素 B_{12} 补充剂。

四、素食者的合理营养对策

素食者在食物多样化的基础上，应特别注意做到以下几点来预防有可能发生的营养缺失。

（一）重视豆类

无论大豆、杂豆还是豆制品，其蛋白质含量均较高，且豆类蛋白是质量最好、利用率最高的优质植物蛋白。

（二）每天食用适量坚果

花生、核桃、松子等坚果类食物含有优质的植物脂肪，富含人体必需的脂肪酸，如 ω-3 脂肪酸；坚果中钙、铁、锌和 B 族维生素含量也较高。

（三）多吃深色蔬菜

深色蔬菜是指深绿色、红黄色或蓝紫色蔬菜。深色蔬菜中类胡萝卜素含量非常高，可在人体内转变成维生素 A；深色蔬菜还富含抗氧化成分，具有防病保健的作用。

（四）经常吃食用菌类

食用菌中含有丰富的食用菌多糖和多种人体必需的氨基酸，可提高人体免疫力、防癌、降糖、降脂、降压。

（五）主食宜粗细搭配

适当吃一些全谷、粗粮，可降低食物的生糖指数，而且全谷、粗粮中 B 族维生素和矿物质含量更高。

（六）合理安排素食

蛋奶素食比严格素食更容易实现营养平衡，如果可以，不要拒绝奶类、蛋类。

（七）适当服用膳食补充剂

如果有必要，可适当服用膳食补充剂，如优质蛋白质粉、复合维生素和矿物质丸、维生素 D、钙片等。

（八）注意饮食对象

对生长发育时期的人群，如孕妇、婴幼儿、儿童、青少年等，不提倡严格素食的饮食方式。

第五章　常见疾病的营养治疗

第一节　消化系统常见疾病的营养治疗

一、肝硬化

（一）疾病概述

肝硬化是由一种或多种原因引起的，以肝组织弥漫性纤维化、假小叶和再生结节为组织学特征的进行性慢性肝病。早期无明显症状，后期因肝脏变形、硬化，肝小叶结构和血液循环途径显著改变，临床以门静脉高压和肝功能减退为特征，常并发上消化道出血、肝性脑病、继发感染等而死亡。在我国，目前引起肝硬化的病因以病毒性肝炎为主；在欧美国家，酒精性肝硬化占全部肝硬化的 50% ～ 90%。

肝硬化通常起病隐匿，病程发展缓慢，临床上将肝硬化大致分为肝功能代偿期和失代偿期。代偿期患者大部分无症状或症状较轻，可能有腹部不适、乏力、食欲减退、消化不良和腹泻等症状，多呈间歇性，常于劳累、精神紧张时或伴随其他疾病出现，休息及服用助消化的药物可缓解症状。患者营养状态尚可，肝脏是否肿大取决于肝硬化的类型，脾脏因门静脉高压常有轻、中度肿大；肝功能实验检查正常或轻度异常。失代偿期患者症状较明显，主要有肝功能减退和门静脉高压两类临床表现。肝功能减退主要表现为消化吸收不良、营养不良、黄疸、出血和贫血、内分泌失调以及不规则低热等；门静脉高压多属肝内型，常导致食管胃底静脉曲张出血、腹水、脾肿大、脾功能亢进、肝肾综合征、肝肺综合征等，被认为是继病因之后推动肝功能减退的重要病理生理环节，也是肝硬化的主要死亡原因之一。

（二）营养治疗

本病的营养治疗应专注于增进食欲，提供高能量、高蛋白、适量脂肪和丰富维生素和矿物质，改善肝功能，促进肝细胞修复代偿，纠正营养不良，减缓病情恶化进展，提高患者生存质量。

1. 足够的能量

肝硬化患者由于食欲减退，能量需求比正常人高。轻度肝硬化患者如仍有一定强度的体力活动，可按照 8 368 ～ 12 552 kJ/（kg·d）供给能量；对于晚期已经卧床休息的患者，摄入的能量要适当控制。

2. 充足的蛋白质

肝硬化患者普遍存在蛋白质—热能营养不良，高蛋白膳食有利于改善低蛋白血症，维持氮平衡，促进肝细胞修复和再生，提高肝细胞功能，并可以改善水肿、腹水等临床症状。但由于肝功能受损，摄入过多的蛋白质可能会加重肝脏代谢负担，特别是患者出现肝性脑病先兆时，应限制蛋白质摄入量。因此，蛋白质供给应依据病情变化及时调整。对于早期患者，蛋白质应按照 70 ～ 80 g/d 供应；患者出现营养不良表现且病情缓解时，蛋白质供应量可以提高至 100 ～ 120 g/d 或 1.2 ～ 2.0 g/（kg·d）；患者出现血氨增高时，可逐步减少蛋白质供应量，甚至降至 25 ～ 35 g/d；如患者发生肝昏迷，可采用低蛋白流质饮食。一般而言，肝硬化患者应以高生物价、产氨少、支链氨基酸丰富的优质蛋白食物为主，如花生、大豆类等富含植物性蛋白的食物和乳类、蛋类、鸡脯肉、鱼类等富含动物性蛋白的食物。

3. 适量的脂肪

大约 50% 的肝硬化患者肝功能受损时，会出现脂肪酸和胆固醇的代谢紊乱、胆汁酸盐分泌减少、脂类消化吸收障碍等症状，易发生黄疸、乳糜泻。如果脂肪摄入过多，因生酮作用和糖异生减弱，血脂高，容易沉积在肝内，抑制肝糖原的合成，阻碍肝糖原保肝解毒，加重肝功能损害；脂肪摄入过少则会影响食物的烹调口味，会使患者食欲进一步下降。肝硬化患者脂肪供给量一般应为 40 ～ 50 g/d，并以植物油为主；如发生胆汁性肝硬化，则供给低脂肪、低胆固醇膳食。

4. 充足的碳水化合物

充足的碳水化合物有利于肝糖原储备，促进其保肝解毒，并增加氮潴留，改善脂肪氧化代谢，还可减少低血糖发生。肝硬化患者主食应以淀粉类食物为主，碳水化合物按照 300 ～ 450 g/d 供给，禁用含果糖的水果、蔗糖等易导致腹胀的食物。

5. 丰富的维生素和矿物质

维生素 B_1、维生素 B_2、维生素 B_6 等有利于调节糖、脂肪、蛋白质等物质代谢，释放能量；维生素 C 有利于肝糖原合成，促进肝细胞的再生；维生素 K 可改善患者出血倾向；胡萝卜素、维生素 A、维生素 E、锌、硒等微量营养素可护肝解毒，促进肝细胞修复代偿；维生素 B_{12}、叶酸、铁有利于改善贫血症状。因此，可适当摄入牛肉、羊肉、鱼肉、蛋类、粗粮、全麦片、新鲜蔬菜和水果，以及时补充丰富的维生素。肝硬化患者接受利尿、腹水透析等治疗措施也可导致其他矿物质（如镁、钾、钙等）缺乏，应适当补充或多摄入绿叶蔬菜、豌豆、香蕉、南瓜、西红柿以及乳类等，但少尿时要避免高钾。

6. 限制钠盐和水分摄入

肝硬化出现水肿、腹水等症状时应采用低盐膳食，盐的总摄入量应控制在 1.0 ～ 4.0 g/d，包括食盐量、酱油和各种调味品的用量；严重时宜采用低钠饮食，总钠量小于 500 mg，禁用一切盐渍、腌熏、酱制及含盐量高的调味品及含钠量高的食品，禁用皮蛋、海参、小苏打面粉制品。每日的饮水量应控制在 1 000 mL 以下，并以腹水和尿液的排出量为参照，随时调整。

7. 少食多餐，注意烹饪方式的选择

肝硬化患者宜食用细软、少渣、少产气、易消化的半流质食物或软食，少食多餐，严禁暴饮暴食，烹调方式宜选用蒸、煮、炖、熬、烩等，忌用油炸、炒、煎等方式。肝硬化患者伴有食管静脉曲张和出血倾向时，应避免进食粗糙、坚硬的食物；肉类需要磨碎成糜状；蔬菜和水果需要过滤去渣。禁止饮酒，尤其是高度白酒。

二、胃炎

（一）疾病概述

胃炎是胃黏膜对胃内各种刺激因素的炎症反应。生理性炎症是胃黏膜屏障的组成部分之一，但当炎症使胃黏膜屏障及胃腺结构受损时，则可能会出现中上腹疼痛、消化不良、上消化道出血甚至癌变。

1. 急性胃炎

急性胃炎也称糜烂性胃炎、出血性胃炎、急性胃黏膜病变，在胃镜下可见胃黏膜糜烂和出血。组织学上，通常可见胃黏膜急性炎症；但也有些急性胃炎仅伴很轻甚至不伴有炎症细胞浸润，而以上皮和微血管的异常改变为主，被称为胃病。

急性胃炎是胃黏膜受刺激时所产生的炎症反应。这些不良刺激包括大量饮用浓茶、浓咖啡、高浓度白酒，食物过热、过冷、过粗；幽门螺杆菌、病毒及寄生虫等感染或其毒素作用；不合理服用非甾体抗炎药（如阿司匹林、吲哚美辛等）、铁剂、氯化钾口服液等；大手术、大面积烧伤、休克等急性应激反应；食物过敏；等等。

急性胃炎一般起病急，症状轻重不一，包括食欲减退、上腹疼痛、胀满不适、恶心、呕吐等，严重者会发热、呕血、黑便、脱水、酸中毒以及休克等；病理表现主要有胃黏膜充血、水肿、糜烂、出血等，可局限于胃窦、胃体，或弥漫分布于全胃，但损害多为黏膜的浅表层。多数患者经适当治疗后可以很快痊愈，病程较短，较少出现营养不良症状。

2. 慢性胃炎

慢性胃炎胃黏膜呈非糜烂的炎性改变，如黏膜色泽不均、颗粒状增殖及黏膜皱襞异常等；组织学以显著炎症细胞浸润、上皮增殖异常、胃腺萎缩及瘢痕形成等为特点。病变轻者不需要治疗，当有上皮增殖异常、胃腺萎缩时应积极治疗。幽门螺杆菌（Hp）感染是最常见的病因。

大多数患者无明显症状。可表现为中上腹不适、饱胀、钝痛、烧灼痛等，也可呈食欲不振、嗳气、泛酸、恶心等消化不良症状。体征多不明显，有时上腹轻压痛。恶性贫血者常有全身衰弱、疲软、明显厌食、体重减轻、贫血等症状，一般消化道症状较少。

（二）营养治疗

1. 急性胃炎

对急性胃炎的治疗应防止胃黏膜遭到进一步损害，避免黏膜出血等并发症，及时纠正机体水与电解质代谢紊乱。患者应合理膳食，摄入适宜的能量和营养素，促进胃黏膜功能修复，尽早恢复正常饮食。

（1）消除病因，停用或减少对胃黏膜有化学性、物理性刺激的食物，有溃疡倾向者应减少食用刺激胃酸分泌的食物。

（2）必要时禁食 24～48 h，减轻胃的负担，让胃充分休息，特别是处于频繁呕吐和剧烈腹痛期间需要禁食、禁水。

（3）足量饮水，以盐糖水为主，补充钾、钠，以纠正呕吐所致的电解质紊乱，同时加速毒物排泄。

（4）摄入高能量、优质蛋白、丰富的微量营养素，从少量清流食、少渣半流质饮食开始逐渐增加食量和内容物，以促进胃黏膜修复，但需要注意的是在呕吐和腹痛等症状缓解后进行。此外，仍禁止高脂肪食物如巧克力、蔗糖等和烟酒，原因是其会刺激胆囊收缩素分泌，导致食管下端括约肌松弛、胃和十二指肠压力差颠倒，造成十二指肠内容物反流，进一步损伤胃黏膜。

（5）饮食清淡，少食多餐，可每日 5 ～ 6 餐。禁刺激、粗糙、油腻、生冷食物。

2. 慢性胃炎

慢性胃炎应消除病因，减少摄入对胃黏膜有化学性和物理性刺激的食物。同时，应根据不同的病程和症状，提供适宜的能量和营养素，维持合理营养水平，促进胃黏膜的修复，最终恢复正常胃功能。

（1）充足的能量。在胃炎的慢性发生发展过程中，胃壁腺体及黏膜的结构和功能逐渐被破坏，消化功能逐步变差，加之饱腹后的不适和疼痛，常导致患者进食受限、能量摄入不足、贫血、体重减轻。因此，应给予患者充足的能量，以碳水化合物为主，供热比为 60% ～ 70%，脂肪类摄入量应适当控制，供热比为 20% ～ 25%。

（2）优质蛋白质。由于黏膜需要修复、贫血和低体重等营养不良表现，部分患者会出现胃部出血等，患者需要及时补充蛋白质，膳食应以肉、鱼、蛋、奶等富含优质蛋白的食物为主。

（3）补充矿物质及维生素。病情迁延不愈的部分家族遗传性患者容易出现恶性贫血，应补充维生素 B_{12} 和叶酸，其他 B 族维生素（如维生素 B_1、维生素 B_2、维生素 B_6）、β－胡萝卜素、维生素 C、维生素 E 以及锌、硒等抗氧化营养素均有利于胃黏膜修复。患者宜适当摄入动物内脏和瘦肉类，多吃新鲜蔬菜和水果。

（4）少量多餐，定时定量，饮食规律。忌暴饮暴食，每餐不过饱，餐次之间可用少量苏打饼干、牛奶等零食充饥。建议每日 5 ～ 6 餐，尽量减少胃部的负担，并细嚼慢咽，让食物完全磨碎并与胃液充分混合，充分发挥唾液的功能并使唾液中的消化酶进入胃内中和胃酸，降低胃酸浓度。晚餐少吃，且餐后不宜立即就寝，以防止胆汁和胰液的反流对胃黏膜屏障造成进一步破坏。

（5）饮食应清淡少油腻，细软碎烂易消化，多饮水。食物需要切碎制软，或做成泥状，采用低膳食纤维、易消化、少刺激的温和饮食，尽量减少对胃黏膜的刺激，并稠稀搭配，让胃部充分休息。尽可能增进食欲，采用平衡、营养的膳食。

三、消化性溃疡

（一）疾病概述

消化性溃疡（PU）指胃肠道黏膜被自身消化而形成的溃疡，可发生于食管、胃、十二指肠、胃—空肠吻合口附近以及含有胃黏膜的梅克尔憩室，是一种全球性常见病，可发生于任何年龄段。其中十二指肠球部溃疡、胃溃疡最为常见。十二指肠溃疡（DU）多见于青壮年，胃溃疡（GU）多见于中老年；前者的发病高峰一般比后者早 10 年。在临床上，十二指肠球部溃疡多于胃溃疡，十二指肠球部溃疡与胃溃疡发生率的比值大约为 3：1。不论是胃溃疡还是十二指肠球部溃疡均多发于男性。

消化性溃疡是各类复杂因素对溃疡部位黏膜的侵袭作用与其黏膜自身的防御、修复因素之间失去平衡而导致的一种黏膜缺损超过黏膜肌层的疾病。这些具有侵袭作用的因素以胃酸、胃蛋白酶分泌紊乱和幽门螺杆菌感染较为常见，也包括病毒感染、服用非甾体抗炎药、食用刺激性食物、嗜好烟酒、饮食无规律、暴饮暴食以及神经紧张、应激等因素。

溃疡患者除有嗳气、上腹部疼痛、胃部灼热感、食欲差等症状外，还会出现出血、穿孔、幽门梗阻等并发症，使病情更加复杂，常伴有低蛋白血症、贫血及 B 族维生素缺乏等表现，且体重减轻。

（二）营养治疗

本病的营养治疗应去除病因，抑制或减少胃酸分泌，维持胃肠黏膜自身的防御能力，减轻或消除症状，并提供合理营养，促进溃疡面及早修复，避免并发症，预防溃疡复发。

1. 充足的能量

食欲差、疼痛以及特别是胃溃疡患者饱腹后易产生胃部不适的原因会导致进食障碍，长期能量摄入不足会出现营养不良和消瘦。糖类既不抑制又不促进胃酸分泌，故碳水化合物可作为能量的主要来源，供热比可提高至 70%，但不宜选用蔗糖等精制糖类，应以馒头、面条、软饭、发糕、苏打饼干等复合糖类和碱性食物为主。脂类食物对胃酸分泌有一定抑制作用，但过多脂肪会促进胆囊收缩，抑制胃肠蠕动，反而会加重胃酸分泌，患者应每日摄入脂肪60 ~ 70 g，以肉类、植物油脂为主。

2. 适宜的蛋白质

蛋白质的消化产物多肽及氨基酸能刺激胃酸分泌，加重黏膜损害，但要使溃疡愈合又需要补充蛋白，特别是慢性患者长期负氮平衡，低蛋白血症、消瘦较常见，故蛋白质摄入不能简单限制，应满足机体基本需要并以优质蛋白为主，可按 0.8 ~ 1.0 g/（kg·d）补充，或供热比为 10% ~ 12%，并合理分配于三餐，可以鱼类、鸡肉、瘦肉、豆腐等富含蛋白、易消化食物为主。喝牛奶曾被用作临床上治疗消化溃疡的常规治疗方法之一，虽然其消化产物会刺激胃酸分泌，但适量饮用有中和胃酸的作用，并且其蛋白质氨基酸模式较好，有利于溃疡修复，总体上利大于弊。

3. 补充矿物质和维生素

患者食欲差，摄入食物品种不丰富，数量也有限，身体对微量营养素的需要就难以被满足。因此，患者应补充铁、锌、钙、维生素 E、维生素 C 等，它们有利于溃疡创面的修复与愈合。此外，有些溃疡治疗药物可能会影响维生素 D 的吸收利用，因而也应适当补充维生素 D。如果患者有呕吐或急性发作期出血等情况，应注意钾、钠等电解质和水的平衡，一般情况下保持正常摄入量即可。这是因为钠与胃酸分泌、体内水潴留等有关，所以应避免过多摄入钠盐。另外，可采用复合微量营养素补充剂，但要注意部分患者可能会对某些补充剂中的铁剂成分敏感而产生胃部不适，故应以食物补充为主，并且最好做成泥状。例如，猪肝泥、瘦肉泥、蒸鱼肉、牛奶等含优质蛋白的动物食物；新鲜蔬菜以嫩叶、冬瓜、茄子泥为主；水果可选用熟透了的、含不可溶性纤维少的，如以蒸熟或捣成泥的苹果、水蜜桃为主。

4. 并发出血、幽门梗阻患者的饮食

当出血量大于 60 mL 或有呕吐、幽门梗阻时，应暂禁食，减少胃酸、胃蛋白酶的分泌，减少胃肠蠕动。出血得到控制后，可进食冷牛奶或微温的清流质食物，如米汤、藕粉、豆浆、去油鸡汤和鱼汤等，少量多餐，每日 6 ~ 7 次，每次 100 ~ 150 mL。避免食用温度过高的食物，以免引起黏膜再次出血。出血停止后，可改为少渣半流质饮食，选用鱼羹、肉末蛋羹、米粥、蛋花挂面等。病情稳定、症状基本消失后，可采用鱼丸、肉丸、虾丸、馄饨、饺子、菜泥等低脂肪、少纤维的温和膳食，并增加食量，逐步恢复到正常饮食。主食可以是面包干、烤馒头片、大米粥、馒头、小笼包子等，并应给予患者瘦肉、猪肝等富含优质蛋白和铁的食物，以改善贫血症状。蔬菜可选用含纤维少的菜泥、冬瓜、去子西红柿等。

四、胆石症与胆囊炎

（一）疾病概述

胆石症是指胆管系统（包括胆囊和胆管）有结石形成的疾病，其结石可分为胆红素结石、胆固醇结石或混合型结石。胆石症与不良饮食习惯、膳食结构、胆固醇代谢、胆管感染、胆汁淤积以及某些遗传因素有关。胆石症和胆囊炎是胆管系统最常见的疾病，两者可同时存在或互为因果。胆囊炎多是因胆囊内结石和细菌感染引起的非特异性炎症，常由胆道阻塞或者胆道蛔虫导致。胆石症和胆囊炎均会在饱餐和高脂肪饮食、过度疲劳、精神刺激等因素下急性发作，患者往往有恶心、呕吐、腹胀、右上腹部绞痛或隐痛、厌食等表现，严重者可并发休克、穿孔、胆汁性腹膜炎等，常需要手术治疗。

（二）营养治疗

本病的营养治疗应去除病因，限制脂肪和胆固醇的摄入，纠正胆汁代谢紊乱，减少结石形成和防止细菌感染，并减轻疼痛；改善膳食结构，提供适宜的能量和优质蛋白质，促进胆管修复，恢复肝细胞功能。

1.适量的能量

超重和肥胖者脂质代谢紊乱，肝脏合成内源性胆固醇增加，胆石症发病率比正常人高，应适当控制能量摄入，以满足生理需求为限，一般每日供给7 531 ～ 8 368 kJ（1 800 ～ 2 000 kcal）能量，以控制理想体重为标准。消瘦患者可增加5%的能量摄入，特别是急性发作期、围手术期可静脉注射补充能量。

2.限制脂肪和胆固醇摄入

严格限制动物脂肪摄入可减少胆囊收缩素的分泌和胆囊收缩以缓解胆囊疼痛。脂肪应限制在20 ～ 25 g/d，以植物油为主，如大豆油，其所富含的必需脂肪酸有利于胆汁代谢排泄，但应避免一餐摄入过多。对胆囊切除手术后的患者，应采用低脂肪膳食，限制食用胆固醇含量高的食物，以减轻胆固醇代谢负担，降低其胆汁浓度，减少胆囊结石的形成。患者每日胆固醇摄入量应控制在

300 mg 以内；若合并重度高胆固醇血症，胆固醇摄入量应限制在每日 200 mg 以下。患者应少食用动物内脏、肥肉、鱼卵、蛋黄、猪油炒饭和煎炸食品。

3. 充足的优质蛋白质

多数患者胆道和肝功能同时受损，优质蛋白质可有效维持机体的氮平衡，促进胆道组织和肝细胞修复，同时增强免疫力。但是，蛋白质食物会增加胆汁分泌，故总量不宜过多，以 1.0 ~ 1.2 g/（kg·d）或 50 ~ 70 g/d 为宜，胆囊炎静止期可及时提高至 80 ~ 100 g/d。患者应以低脂高蛋白的动物食物为主，如鱼肉、瘦肉、蛋清、低脂牛奶等；坚果、鱼虾，特别是大豆及豆制品富含预防胆结石形成的磷脂类营养成分，可适当多食用。

4. 适量的碳水化合物

碳水化合物摄入过多易导致肥胖，尤其是合并高血压、高脂血症、动脉硬化者，更应控制摄入量。大量摄入单糖和蔗糖等精制糖类会增加胰岛素分泌，加速胆固醇积累并抑制肝脏分泌胆汁酸，造成胆固醇与脂肪酸的代谢池变小，胆汁内固醇、磷脂、胆盐之间比例失调，导致结石形成。而适量的碳水化合物可同时具有补充能量、节氮、增加肝糖原、保护肝细胞等作用。因此，每个患者日摄入量应为 300 ~ 350 g，不可过量，以免引起腹胀，并应以复合糖类为主。

5. 丰富的维生素和矿物质

维生素 K 可缓解胆管痉挛以及胆石症引起的疼痛。维生素 C 有助于将胆固醇转化为胆汁酸，同时有利于提高机体免疫力。维生素 A 有助于防止胆结石的形成，有助于胆管上皮的生长和修复。另外，丰富的 B 族维生素、维生素 E 及钙、铁、钾等矿物质均有利于病变组织的修复。

6. 丰富的膳食纤维及大量饮水

膳食纤维可以促进肠蠕动，减少胆固醇吸收，并与胆汁酸结合，增加胆固醇在胆汁中的溶解，抑制胆结石形成，防止胆囊炎发作。患者应多摄入新鲜蔬菜、水果和菌类，烹饪时尽量切碎煮软，使食物纤维软化，如蔬菜选嫩叶，苹果可事先蒸熟，香蕉选熟透的。此外，充分补充液体可以稀释胆汁，加快胆汁排泄，促进胆道疾病的康复。

7. 饮食规律、清淡、易消化，注意卫生

不暴饮暴食，特别是少食用高蛋白、高脂肪的食物，以减轻消化道的负担，减少对胆囊的不良刺激。患者应不过饥过饱，要特别注意按时吃早餐，避免胆汁分泌紊乱。同时，应注意食材洁净卫生，防止寄生虫感染。少食多餐，每日可安排 5 ～ 7 餐，荤素搭配、粗细混合，如香菇瘦肉汤、二米粥等。烹调方法应多采用蒸、炖、煮、氽、烩，忌用油煎、炸、炒等。每日的饮水量以 1 200 ～ 1 800 mL 为宜。

五、胰腺炎

（一）疾病概述

1. 急性胰腺炎

急性胰腺炎（AP）是多种病因导致胰腺组织自身消化所致的胰腺水肿、出血及坏死等炎性损伤。临床以急性上腹痛及血淀粉酶或脂肪酶升高为特点。多数患者病情轻，预后良好；少数患者可伴发多器官功能障碍及胰腺局部并发症，死亡率高。

（1）轻症急性胰腺炎（MAP）。患者出现急性腹痛，常较剧烈，多位于中左上腹甚至全腹，部分患者腹痛向背部放射。患者病初可伴有恶心、呕吐，轻度发热。常见体征为中上腹压痛、肠鸣音减少、轻度脱水。

（2）重症急性胰腺炎（SAP）。在上述症状基础上，患者腹痛持续不缓，腹胀逐渐加重，可陆续出现部分症状、体征及胰腺局部并发症。器官功能障碍可在病的早期出现，常用急性生理与慢性健康评分（APACHE Ⅱ）来描述其发展过程中病情的严重程度。

（3）中度重症急性胰腺炎（MSAP）。临床表现介于 MAP 与 SAP 之间，在常规治疗基础上，器官衰竭多在 48 h 内恢复，恢复期出现胰瘘或胰周脓肿等局部并发症。

2. 慢性胰腺炎

慢性胰腺炎（CP）是指各种原因导致的胰腺局部、节段性或弥漫性的慢性进展性炎症，导致胰腺组织和（或）胰腺功能的不可逆损害。临床上表现为反复发作性或持续性腹痛、腹泻或脂肪泻、消瘦、黄疸、腹部包块和糖尿病。

慢性胰腺炎的发病通常需要一个急性胰腺炎的前哨事件来启动炎症过程，此后多种病因或危险因素维持炎症反应，导致进行性的纤维化。一些遗传变异可不需要急性胰腺炎的启动，即可促使特发性和酒精性慢性胰腺炎的发生。慢性胰腺炎的多数致病因素既可独立致病，又可共同作用，推动其发生和发展。常见临床症状如下。

（1）腹痛。上腹痛反复发作，初为间歇性，以后可转为持续性上腹痛，平卧位时加重，前倾坐位、弯腰、侧卧蜷曲时疼痛可减轻。有时腹痛部位不固定，累及全腹，亦可放射至背部或前胸。腹痛程度轻重不一，严重者需要用麻醉剂才能缓解疼痛。腹痛常因饮酒、饱食或高脂食物诱发，急性发作时常伴有血淀粉酶及脂肪酶升高。腹痛的发病机制可能与胰管梗阻、狭窄等所致的胰管高压有关，同时胰管本身的炎症、胰腺缺血、假性囊肿以及合并的神经炎等也可引起疼痛。

（2）胰腺外分泌功能不全。慢性胰腺炎后期，胰腺外分泌功能障碍可引起食欲减退、食后上腹饱胀、消瘦、营养不良、水肿等症状以及维生素 A、维生素 D、维生素 E、维生素 K 缺乏。部分患者由于胰腺外分泌功能明显不足而出现腹泻，大便每天 3～4 次，色淡、量多、有气泡、恶臭，大便内脂肪量增多并有不消化的肌肉纤维。

（3）胰腺内分泌功能不全。由于慢性胰腺炎引起胰腺 β 细胞破坏，半数患者可能患糖尿病。

（二）营养治疗

1. 急性胰腺炎

本病的营养治疗应禁食、禁水，抑制胰腺外分泌，让胰腺充分休息，并积极补充体液及电解质（钾、钠、钙、镁等），维持细胞内环境代谢稳定，避免炎症损害加重，防止并发症，同时提供适当能量和适量营养底物，促进胰腺功能修复。

（1）一般轻症急性胰腺炎。病程短，一般为 5～7 d，可短期禁食补液，以纠正电解质代谢紊乱，可不需要营养支持，预后良好，即可逐渐恢复经口进食。

（2）肠外营养。早期应激及高代谢状态下，肠黏膜缺血、通透性增加，免疫屏障功能下降，如果过早开展肠内营养，不仅会刺激胰腺外分泌，加重病情，还可能导致肠道内细菌移位。而静脉营养较少刺激胰腺的外分泌，有利于胰腺休息，因此重症胰腺炎患者早期大多禁食、禁水，主要采用肠外营养。肠外营养多采用葡萄糖、脂肪乳化剂双能源供能，按照 8 368～9 205 kJ/d 或在 Harris-Benedict 公式计算的 BEE 数值基础上增加 10%～30% 供给能量。急性胰腺炎患者初期出现过低血糖后，很快就会出现糖利用障碍、糖异生增加、胰岛素抵抗、糖尿等症状，使机体处于高血糖状态，进一步加重机体代谢紊乱。

之后由于胰岛素分泌量的不足或出现胰岛素抵抗，肾上腺素、去甲肾上腺素等分泌增加，导致机体脂肪动员和分解加速，血清游离脂肪酸和酮体增加，脂肪或成为主要能量来源，但高脂血症可进一步损伤胰腺，这也是诱发急性胰腺炎的原因之一。因此，肠外营养以维持内环境稳定，维持细胞、组织和器官的结构和功能为原则，而不应以改善患者营养为目的，以避免过度补充营养，加重肝、肾、肺等器官的负担。建议静脉补充能量和营养底物（糖类、脂肪）应适量，提供糖类时可适当加用外源性胰岛素，提供脂肪乳化剂时应考虑机体脂质代谢情况。重症患者多有出血、坏死合并多器官衰竭等表现，加之出血坏死性胰腺产生的水解酶和毒素、炎性应激反应，蛋白质分解亢进，骨骼肌蛋白消耗，尿素氮、肌酐等含氮产物排泄增加，血中游离氨基酸增加，机体可能出现负氮平衡、低蛋白血症等情况，不利于胰腺的水肿消退，并加重低钙血症；当炎症病程延长时，还可能出现多器官功能衰竭。故应在保证代谢稳定的前提下，及时纠正患者的负氮状态，蛋白质补充以氮量 0.2 ～ 0.25 g/（kg·d）或热氮比（100 ～ 120）∶1 为宜，并以氨基酸为主；肝功能受损时，适当增加支链氨基酸摄入；若肾功能出现障碍，则应减少氮的摄入。

（3）肠内营养。患者及时开展肠内营养，可以避免肠道细菌移位等并发感染和长期静脉营养带来的肝、肾等重要器官功能的损害，并及时纠正长期营养不平衡所致的副作用。有临床证据表明，对胰腺功能的恢复最有效的营养支持方式是肠内营养。当患者症状逐渐缓解后即可慎重开始实施肠内营养，应选用将结晶氨基酸或短肽链作为氮源、低脂肪比例的要素制剂；为避免对胰腺外分泌的刺激，喂养管要保证有一定的插入深度，尽量选择在屈氏韧带以外，宜采用鼻空肠管或术中空肠造口的输入途径；避免高渗营养液，防止因肠道运动功能障碍出现营养液的潴留、反流、腹泻、倾倒综合征等不良反应。经口进食不宜过早，且应从少量试喂米汤、面汤、藕粉、果汁等不含脂肪、低蛋白的清流质食物开始，并须在炎症消退、无并发感染等全身症状稳定且胃肠功能恢复、适应的基础上逐步过渡到半流质食物、软食至正常饮食。

（4）急性重症胰腺炎。急性重症胰腺炎患者会出现微量营养素的缺乏，如维生素 B_1、维生素 B_{12}、叶酸、钙、镁、锌等的缺乏，应密切监控其血液中各种微量营养素含量的变化，及时补充。

2.慢性胰腺炎

本病的营养治疗应消除病因，以增强食欲、改善营养状况为目的，缓解疼痛，防止急性发作，促进受损组织修复和胰腺功能恢复。

（1）充足的能量。因长期炎症、疼痛、消化与吸收障碍、恐惧进食或厌食等的影响，患者体重下降和营养不良较常见。能量一般按照 10 460 ～ 12 552 kJ/d 供给，有明显消瘦者可增加 2 092 kJ/d 或按照 125.5 ～ 146.4 kJ/（kg·d）供给，以满足高分解代谢的需要，提高机体抵抗力。患者宜以低脂肪、适量蛋白、高碳水化合物的饮食为主。

（2）严格限制脂肪摄入量。慢性炎症会导致部分腺体钙化、功能不全，患者容易出现消化不良、脂肪吸收障碍，产生脂肪泻，故发病初期也应严格限制脂肪摄入量，脂肪摄入应控制在 30 ～ 50 g/d；烹调应以植物油为主，可以减少用量或不用，或可考虑使用 MCT 替代，但应注意同时补充适量糖类，避免发生酮血症等副作用。

（3）适量的蛋白质。由于患者食欲下降，病情迁延，易出现低蛋白血症，宜选用低脂肪、高生物价的优质蛋白质，以利于损伤组织的修复。例如，鱼虾类、瘦肉类、脱脂牛奶、蛋清、豆制品等。此外，也可采取肠外途径给予肽类要素制剂或平衡型氨基酸、白蛋白、球蛋白等，以加强体内氮的潴留利用和提高抵抗力。患者症状逐渐缓解，病情稳定后，应及时调整蛋白质的供应，可调整为 80 ～ 100 g/d 或 1.0 ～ 1.5 g/（kg·d），但若合并肝肾功能障碍，则应适度减少蛋白质供应，否则会加重胰腺负担。

（4）充足的碳水化合物。碳水化合物是胰腺炎患者主要的能量来源，同时可节约蛋白质，减少酮症，改善慢性炎症急性发作时的代谢内环境。因此，应充分保证碳水化合物的供给，以 350 ～ 450 g/d 为宜。但患者中，约 50% 可能有糖耐量异常，10% ～ 20% 或伴有显著糖尿病症状，这些患者的膳食应调整为中等含量碳水化合物和脂肪的饮食，部分能量由脂肪提供，并按照 0.7 ～ 1.0 g/（kg·d）供给。

（5）供给丰富的维生素和矿物质。由于长期脂肪、糖类和蛋白质的代谢紊乱，脂类吸收不良，禁食，恐惧性厌食，等等，慢性重症胰腺炎患者更易出现微量营养素的缺乏。脂溶性维生素、维生素 B 族（如维生素 B_1、维生素 B_{12}）和维生素 C 等摄入减少，血钾、血镁、血钠、血钙、血锌的浓度降低，应及时补充以上微量营养素，以纠正电解质紊乱，调节能量代谢，促进胰腺功能恢复。

（6）少食多餐，食物清淡、细软、易消化。由于胰腺炎患者腹部常有隐痛，食欲差，甚至厌食，可每日安排 5 ～ 6 餐，不宜过饥过饱，食物应清淡可口、易消化，并采用蒸、煮、烩等烹饪方式。

（7）肠外营养支持。绝大部分慢性胰腺炎患者可经合理膳食达到营养改善的目的。部分患者经口进食无法满足机体营养需要，或疼痛、消化功能障碍等症状严重时，可间断性采用空肠管饲途径，特别是当慢性炎症急性发作时，还可采用肠外营养支持方式，或两者结合使用。

第二节　心血管系统常见疾病的营养治疗

一、原发性高血压

（一）疾病概述

原发性高血压是以体循环动脉压升高为主要临床表现的心血管综合征，通常简称为高血压。高血压常与其他心血管病危险因素共存，是重要的心脑血管疾病危险因素，会损伤重要脏器（如心、肾）的结构和功能，最终可能会导致这些器官的功能衰竭。

人群中血压水平呈连续性正态分布，正常血压和高血压的划分无明确界限，高血压的标准是根据临床及流行病学资料界定的。高血压的定义为未使用降压药物的情况下诊室收缩压 ≥ 140 mmHg 和（或）舒张压 ≥ 90 mmHg。

原发性高血压有多种病因，尤其是遗传因素和环境因素。但是，遗传因素与环境因素具体通过何种途径升高血压，至今尚无完整、统一的认识。

1. 症状

大多数原发性高血压起病缓慢，缺乏特殊临床表现，仅在测量血压时或发生心、脑、肾等并发症时才会被发现，容易导致诊断延迟。常见症状有头晕、头痛、颈项板紧、疲劳、心悸等，也可能出现视力模糊、鼻出血等较重症状，典型的高血压头痛在血压下降后即可消失。高血压患者可以同时合并其他原因的头痛，如精神焦虑性头痛、偏头痛等，这往往与血压水平无关。如果突然发生严重头晕与眩晕，要注意可能是脑血管病或者降压过度、直立性低血压。高血压患者的受累器官还可能出现症状，如胸闷、气短、心绞痛、多尿等。另外，有些症状可能是降压药的不良反应所致。

2. 体征

高血压体征一般较少。周围血管搏动、血管杂音、心脏杂音等是重点检查的项目。应重视的是颈部、背部两侧肋脊角、上腹部脐两侧、腰部肋脊处的血管杂音。心脏听诊会有主动脉瓣区第二心音亢进、收缩期杂音或收缩早期喀喇音。

（二）营养治疗

低脂少盐，适度运动，控制体重，心情愉快，控制血压，减少并发症，提高患者生存质量。

1. 控制适宜体重

研究证实，肥胖者高血压的患病率是正常体重者的 1 ~ 2 倍，超过理想体重 20% 的人群高血压发病率是低于理想体重 20% 的人群的 8 倍，因此超重或肥胖是引发高血压的重要的危险因素，特别是向心性肥胖。[①] 应适当控制能量摄入，以维持理想体重为原则，一般患者可按照每日总热量减少 5%，即 6 276 ~ 8 368 kJ/d，或按照 83.68 ~ 104 kJ/（kg·d）供给；增加体力活动可增加能量消耗，同时有利于降低血压，向心性肥胖者尤应特别注意。

2. 适量的碳水化合物，增加膳食纤维

晚期高血压多有胰岛素抵抗现象，适量的糖类有利于延缓病情，减少并发症，故碳水化合物供热比以 45% ~ 60% 为宜，但也不宜过度限制，以维持对胰岛素分泌的适度刺激。患者应以复合糖类食物为主，多选用粗粮，如燕麦、小米等富含膳食纤维的食物，特别是含水溶性纤维的燕麦、豆荚、蔬菜类等，这些食物有助于降低血浆胆固醇，并控制血糖。同时，应少食果糖、蔗糖等精制糖类食品。

3. 适量的脂肪

适量的脂肪摄入有助于改善高血压患者的血脂紊乱症状，一般脂肪供热比应控制在 20% ~ 25% 或更低，或 40 ~ 50 g/d；动物脂肪应低于 10%，并减少饱和脂肪酸，增加单不饱和脂肪酸及多不饱和脂肪酸的摄入比例。胆固醇摄入量不应超过 300 mg/d，伴高脂血症者应控制在 200 mg/d 以内。为保证优质蛋白质的供给而必须摄入动物性食物时，应尽量避免过多摄入富含饱和脂肪酸和胆固醇的动物内脏、蛋黄、肥肉、贝类、鱼子等，可选用低脂肪、低胆固醇食物，如去皮鸡肉、鱼肉、蛋（去蛋黄）等。油脂应以富含维生素 E、亚油酸的植物性来源为主，如豆油、玉米油、芝麻油、花生油等。鱼油等含 ω−3 系列

① 朱惠娟，张文，杜明，等.超重 / 肥胖及血脂异常与高血压患病的关联分析 [J]. 江苏预防医学，2021，32（2）：200−202.

脂肪酸，有利于改善前列腺素的代谢，改善血管内皮功能，抑制血管平滑肌细胞的增殖。应减少全天烹调用油量，以 15 ～ 25 g/d 为宜。

4. 充足的优质蛋白

膳食蛋白与血压负相关，建议蛋白质的供热比为 15% ～ 20%，并以植物蛋白为主，应占总蛋白摄入量的 50% 以上，宜多摄入大豆制品。摄入的动物蛋白应约占总蛋白的 30%，但高蛋白动物食物（如牛肉、猪肉、全鸡蛋等）中脂肪含量也较高，摄入过多时饱和脂肪酸和胆固醇也相应增加，因此宜选用鱼、瘦肉、牛奶及其制品等。

5. 限制钠盐摄入

钠摄入过多会加重肾排钠和水负担，增加心脏负荷，同时高钠也会增加血管对升压物质的敏感性，引起小动脉痉挛，且与高血压的病理形成过程有关。我国居民膳食调查结果表明，居民食盐摄入量在 10 ～ 14 g/d，是 WHO 建议的 6 g/d 的 2 倍以上，且北方高于南方。建议减少烹调用盐量，同时应注意，酱油等调味品和盐腌制品也是钠的重要来源。轻度高血压和预防高血压者可采用低盐饮食，食盐控制在 2 ～ 4 g/d 或酱油控制在 10 ～ 20 mL/d，少用一切盐腌制品。中度高血压患者应采用无盐少钠饮食，食盐摄入不超过 2 g/d 或钠摄入少于 1 000 mg/d，不用酱油。重度高血压或急进型高血压患者则应采用低钠饮食，全日钠的摄入严格控制在 500 mg 以下，同时限制油菜、芹菜、松花蛋、豆腐干、猪肾等一切含钠量高的食物的摄入。

6. 多摄入钙、钾和镁

膳食中充足的钙、钾、镁可防止血压的升高。缺钙会削弱对抗交感神经兴奋的作用，减轻甲状旁腺素舒张血管的作用，增强血管紧张素的作用；充足的膳食钙有利于血管平滑肌松弛，降低外周血管阻力，降低血压，因此建议食用牛奶、豆制品、海带、紫菜、虾皮、芝麻、海鱼、贝壳类、蔬菜等富含钙的食物。钾有促进尿钠排泄、抑制肾素释放、舒张血管、减少血栓素等作用，建议多食用香蕉、荔枝、菠菜、西红柿、山药、马铃薯、蘑菇、黄豆、绿豆、海带、羊腰、猪腰等富含钾的食物。镁能降低血管紧张性和收缩性，减少细胞钙的摄取，促进舒血管作用的前列腺素产生，建议食用香蕉、橘子、山慈姑、茄子、萝卜、干苔菜、坚果类、海参、墨鱼、沙丁鱼、贝类、龙井茶等富含镁的食物。

7. 限制饮酒和饮浓茶

酒精摄入量与血压水平及高血压患病率线性相关，是高血压和脑卒中的独立危险因素。建议高血压者的酒精摄入量限制在 25 g/d 以下，并尽早戒酒。绿茶中富含的茶多酚有保护血管的作用，可降低血脂，但不宜饮浓茶。

8. 多吃蔬菜、水果

新鲜蔬菜和水果，特别是野果，如酸枣、刺梨、沙棘等富含 β-胡萝卜素、维生素 C、硒、植物黄酮类等有利于调节脂类、糖类等物质代谢，维护血管内皮正常功能的物质。建议多摄入或额外补充这些营养素或生物活性物质。

9. 其他

少量多餐，生活规律，控制情绪，调节生活和工作节奏，并适度开展低强度耐力耗氧运动，这样不仅可直接达到降低血压的目的，还可控制体重，减少脂类和血糖紊乱。

二、冠心病

（一）疾病概述

冠状动脉粥样硬化性心脏病指冠状动脉发生粥样硬化，引起管腔狭窄或闭塞，造成心肌缺血、缺氧或坏死而导致的心脏病，简称冠心病（CHD），也称缺血性心脏病。

冠心病是动脉粥样硬化导致器官病变的最常见类型，也是严重危害人类健康的常见病。发病因素包括高血脂、高血压、肥胖、糖尿病、吸烟、精神紧张、遗传等。冠心病的形成是一个慢性发展的过程，与膳食不平衡关系密切，多发于 40 岁以上成人，男性发病早于女性，经济发达国家发病率较高。随着物质生活水平的提高和工作节奏的加快，我国居民冠心病的发病率呈逐年上升的趋势，多发于中老年人群，男性发病率高于女性。

（二）营养治疗

控制能量摄入，纠正血脂异常，限制精制糖类的摄入，多摄入膳食纤维，改变不良生活方式，可预防动脉粥样硬化，减少并发症，提高患者的生存质量。

1. 控制总能量摄入

适当参与轻体力活动，合理控制能量摄入，预防超重和肥胖，供热比减少5%，以保持标准体重为宜。

2. 限制脂肪和胆固醇的摄入

血清总胆固醇（TC）或低密度脂蛋白胆固醇（LDL-C）升高是冠心病和缺血性脑卒中的重要的独立危险因素，因此限制膳食中脂肪总量以及饱和脂肪酸、胆固醇的摄入量是冠心病防治的重要措施。膳食中脂肪供热比以 20%～25% 为宜，饱和脂肪酸供热比应少于总能量的 10%，胆固醇每日总量应少于 300 mg。应避免食用动物内脏、肥肉、猪油、黄油等食品；避免过多摄入植物奶油蛋糕、含植脂末的珍珠奶茶和咖啡伴侣等食物，后者与心血管疾病高度正相关。应适当摄入富含 ω-3 多不饱和脂肪酸的深海鱼类以及富含单不饱和脂肪酸的坚果类、橄榄油、茶油等。

3. 适量的碳水化合物和充足的膳食纤维

碳水化合物摄入过多会影响三酰甘油水平，应限制富含葡萄糖、蔗糖等精制糖类的甜品的摄入。多摄入富含膳食纤维的蔬菜、水果、杂粮类、菌藻类。每日摄入膳食纤维以 20～30 g 为宜。

4. 充足的优质蛋白质

大豆蛋白是植物类优质蛋白，而且富含膳食纤维。鱼肉、兔肉等是优质动物蛋白，且含脂肪和胆固醇相对较少。带皮禽肉、肥瘦肉等动物性食物应少摄入。

5. 充足的维生素和矿物质

维生素 C、维生素 E、β-胡萝卜素、硒、铬等有保护血管内皮的作用，也可降低血胆固醇水平。B 族维生素均可加强糖类、脂肪酸和胆固醇代谢，降低血脂，改善冠状动脉血管功能。其中，叶酸、维生素 B_6、维生素 B_{12} 等可以促进蛋氨酸代谢，有利于降低同型半胱氨酸血症的发病率，而同型半胱氨酸血症是动脉粥样硬化的重要危险因素之一。钙、钾与高血压负相关，锌、铜比例过高会增加血胆固醇含量。总之，应摄入充足的维生素和矿物质，多吃新鲜水果、蔬菜、瘦肉、脱脂牛奶等。

6. 限盐，禁烟，少饮酒

高血压也是动脉粥样硬化的重要危险因素之一，患者摄入的食盐应控制在 6 g 以下。吸烟会加重冠状动脉收缩痉挛。流行病调查研究表明，少量红酒有利于扩张血管，减少冠状动脉狭窄，预防动脉粥样硬化，但应避免饮用高浓度白酒。

三、高血脂

（一）疾病概述

高脂血症是指脂蛋白代谢异常，又称高血脂，是一种比较常见的慢性代谢性疾病，表现为甘油三酯、胆固醇的持续升高，是糖尿病、脂肪肝、冠心病等疾病的常见危险因素。相关调查显示，我国高血脂的患病率为20%，患病人数1.6亿人，而且在逐渐上升。[①]控制好该类患者的血脂水平是延缓病情进展，预防并发症的关键。

高血脂在临床上可分为以下四类。①高胆固醇血症：血清总胆固醇（TC）水平过高。②高三酰甘油血症：血清三酰甘油（TG）水平过高。③混合型高脂血症：血清TC和血清TG均升高。④低高密度脂蛋白血症：血清高密度脂蛋白胆固醇（HDL-C）水平过低。

高血脂作为脂质代谢障碍的表现，也可算作代谢性疾病，但其对健康的损害主要是体现在心血管系统，血清总胆固醇或低密度脂蛋白胆固醇升高是导致冠心病和缺血性脑卒的重要的独立危险因素，会导致冠心病及其他动脉粥样硬化性疾病。因此，对血脂异常的防治必须及早给予重视。

（二）营养治疗

控制能量摄入，合理搭配膳食，限制饱和脂肪和胆固醇的摄入，多摄入富含膳食纤维的食物，同时适当运动，有效调节和控制血脂水平，预防动脉硬化等并发症发生。

1. 控制能量摄入

总能量的摄入以保持理想体重为原则，肥胖者每日可减少热量供应5%，适当开展中等强度的耐力有氧运动或保持适度体力劳动。

2. 限制脂肪和胆固醇的摄入

膳食脂肪能促进胆汁分泌，其水解产物形成的混合微胶粒会使胆固醇在肠黏膜细胞中参与形成乳糜微粒而转运入血液，从而使血胆固醇水平升高。因此，应严格限制富含饱和脂肪酸和胆固醇的动物性脂肪（如猪油、肥猪肉、奶油等）

---

① 朱孔娟，曹亚君．膳食营养联合运动指导对高血脂症患者血脂的影响 [J]. 当代护士（中旬刊），2020，27（8）：14-16.

的摄入，而应以植物油脂为主，如大豆油、麦胚油、玉米油等，并减少烹调油用量，其中大豆油含较多卵磷脂，具有乳化作用，有利于胆固醇的代谢。

饱和脂肪酸是血脂升高的主要因素，与抑制低密度脂蛋白受体的活性有关，但饱和脂肪酸的碳链长短也影响脂肪的消化吸收，如富含中链脂肪酸的椰子油对血脂影响并不大。棕榈油因饱和脂肪酸含量达 50% 而被多数人误解以致于不敢食用，但其并不含胆固醇，而是由饱和脂肪酸、单不饱和脂肪酸及多不饱和脂肪酸三种成分构成的。深海鱼油等含有丰富的不饱和脂肪酸，如 DHA（二十二碳六烯酸）、EPA（二十碳五烯酸），应多摄入，但其不饱和双键易氧化，不宜过度补充，应每摄入 1 g 多不饱和脂肪酸就同时摄入 0.4 mg 维生素E。研究表明，单不饱和脂肪酸降低总胆固醇和 LDL 的同时，不降低 HDL，可能更有利于对血脂的控制，如美国大杏仁、夏威夷果等坚果类油脂以及茶油、橄榄油等，这类油脂中不仅单不饱和脂肪酸丰富，还含有多不饱和脂肪酸、维生素 E 和多酚类等抗氧化活性成分。因此，建议膳食中饱和脂肪酸、单不饱和脂肪酸和多不饱和脂肪酸的摄入比例以 3 : 4 : 3 为宜，脂肪供热比为20% ~ 25%，单纯胆固醇升高的患者可降低到 18% ~ 20%。

如果是轻度血脂异常，应限制胆固醇的摄入，以小于 300 mg/d 为宜，高胆固醇血脂患者可降低到 200 mg/d。少吃动物内脏、猪脑、禽类肉皮、蛋黄、肥肉、猪油等含胆固醇多的食物，多摄入芹菜、香菇、木耳、海带、山楂、大蒜、洋葱、苹果等富含膳食纤维的食物，增加饱腹感，同时有效减少脂肪和胆固醇的摄入。

3. 保证优质蛋白质

高血脂患者多数会主动选择控制动物肉类摄入量，但这样会使优质蛋白的摄入也受到限制，故其在限制畜禽类肉类的摄入时，可相应增加摄入鱼类和大豆蛋白等，蛋白质供热比以 13% ~ 15% 为宜，单纯三酰甘油升高以及三酰甘油和胆固醇均升高者可增加到 18% ~ 20%。

4. 适量碳水化合物和膳食纤维

单糖和双糖类的过多摄入除了会导致能量过剩引起肥胖，还会使多余的碳水化合物合成三酰甘油，造成血浆低密度脂蛋白和三酰甘油升高，且 HDL 降低。因此，碳水化合物的供热比一般应控制在 50% ~ 60%，而单纯三酯甘油升高患者可降低至 50% 左右。碳水化合物的摄入应以复合糖类食物为主，如荞麦、燕麦、红薯等。粗杂粮等富含膳食纤维的食物可减少人体对胆固醇和胆酸的吸收。此外，植物类食物中含有类似胆固醇结构的化合物，如谷类固醇、豆固醇等，可竞争性抑制胆固醇吸收。需要引起注意的是，以植物性食物为主的膳食模式富含粗纤维，过多摄入有抑制微量元素吸收的副作用。

5. 充足的维生素和矿物质

B 族维生素（如叶酸、烟酸、维生素 B_6 和维生素 B_{12}）、维生素 C、维生素 E、钙、镁、铬、硒、较低的锌铜比值等均有利于降低血胆固醇、减少动脉硬化的形成。建议患者多摄入新鲜蔬菜及水果，适当摄入瘦肉类，以供给足够的维生素和矿物质。

6. 其他

饮食清淡少油，荤素搭配，三餐规律，适当进行体育锻炼。

第三节　血液系统常见疾病的营养治疗

一、缺铁性贫血

（一）疾病概述

缺铁性贫血（IDA）又称小细胞性贫血，是由于体内储存铁减少，血红蛋白合成不足，进而影响血红素合成所导致的一种小细胞低色素性贫血。其特点是骨髓、肝、脾及其他组织中均缺乏可染色铁，临床表现为指甲、口唇黏膜及睑结膜苍白，头晕、乏力，患口腔炎、舌炎、胃炎，皮肤干燥，毛发脱落，指（趾）甲变脆、薄、平 无光泽，部分患者特别是儿童会有异食癖。全球约有 20 亿人患有贫血，其发病率为 32.9%，致残率为 68.36%，其中 IDA 是临床上最常见的一种贫血疾病。IDA 可发生于任何年龄，以青壮年女性和儿童居多。据统计，成人男子的发病率为 10%，成年女子为 20%，孕妇为 40%，儿童为 50%。[1]缺铁性贫血会诱发或加重心脑血管疾病，严重影响患者的健康和生活质量。

缺铁性贫血起病隐匿，症状进展缓慢，患者在慢性进行性贫血的过程中会逐渐适应，早期多无症状，病情发展到一定程度时才出现贫血的症状及缺铁的

---

[1]　郎海燕，马薇，张雅月．益气维血胶囊联合琥珀酸亚铁片治疗缺铁性贫血的临床效果 [J]．临床合理用药杂志，2021，14（20）：8-11.

相应表现。慢性失血、机体对铁的需要量增加而摄入不足或铁的吸收障碍等原因均会导致机体缺铁而引起一系列的临床表现。

1. 贫血表现

患者表现为倦怠乏力、心悸、气短、头晕、眼花及耳鸣，严重者面色苍白、口唇黏膜和睑结膜苍白、肝脾肿大等，可继发贫血性心脏病而易诱发左心衰竭。

2. 缺铁的特殊表现

缺铁时细胞内含铁酶的活性下降，常引起一些特殊表现，主要有以下症状。①神经精神症状，如容易兴奋、烦躁、头痛。患儿会有行为异常，如注意力不集中、易怒，严重者智力低于正常儿童。②膜组织损害，如表现为舌炎、口角炎、萎缩性胃炎、胃酸缺乏、吞咽困难。③患者皮肤干燥，毛发干枯脱落、指甲薄脆易裂、无光泽，或出现反甲，部分患者的指甲呈勺状（匙状甲）。④少数患者有异食癖的表现，如嗜食生米、泥土、墙泥、石灰、煤炭等。⑤缺铁性贫血严重者会出现眼底苍白或视网膜出血的症状。

（二）营养治疗

1. 去除病因

积极治疗原发病，这既是治疗的关键，又是预防缺铁性贫血和防止复发的重要措施。

2. 改变饮食结构

纠正偏食、挑食等不良饮食习惯，平衡膳食，忌浓茶和咖啡。

3. 科学搭配膳食

选用富含铁的食物，如含血红素铁丰富的猪肝、血制品及红肉等，同时进食富含维生素 C 的蔬菜和水果，辅以芝麻、红枣、香菇、海带、黑木耳等食物，以促进膳食铁的吸收与利用。

4. 养成良好的饮食习惯

饮食教育从小抓起，使婴幼儿不挑食、不偏食，可有效预防缺铁性贫血的发生。

5. 补充铁剂

重症缺铁性贫血患者必要时应口服铁剂，如硫酸亚铁、葡萄糖酸亚铁等。

6. 使用铁制炊具

建议使用铁铲、铁锅等铁制炊具烹调食物，这可增加菜肴中的铁含量。

二、营养性巨幼红细胞性贫血

（一）疾病概述

营养性巨幼红细胞性贫血（MA）又称巨幼细胞性贫血、大细胞性贫血，是叶酸和（或）维生素 B_{12} 缺乏引起细胞核 DNA 合成障碍所导致的贫血。当细胞内叶酸和（或）维生素 B_{12} 缺乏时，DNA 合成减慢，进而导致红细胞核停止发育，同时红细胞体积增大，形成幼稚状态的巨幼红细胞。该类贫血也可由遗传性或药物等获得性细胞核 DNA 合成障碍引起，其特点是大红细胞性贫血。

该贫血多见于妊娠期妇女和婴幼儿，孕期巨幼细胞性贫血主要由叶酸和（或）维生素 B_{12} 缺乏引起，但随着人们生活水平和知识水平的提高，人们逐渐认识到孕期增补叶酸可预防胎儿神经管缺陷，所以由叶酸所致的巨幼细胞性贫血逐渐减少。维生素 B_{12} 缺乏引起的巨幼细胞性贫血主要是由消化系统疾病以及长期食素造成的，如萎缩性胃炎、全胃切除术后，患者胃黏膜完全萎缩或有内因子抗体存在时，机体摄入维生素 B_{12} 障碍，进而导致营养素缺乏，出现贫血。但胃壁分泌的内因子可帮助重吸收胆汁中的维生素 B_{12}，因此老年人、胃切除患者及长期食素者一般需要经过 10 年以上才会出现维生素 B_{12} 缺乏的症状。

1. 一般症状

巨幼红细胞性贫血发病缓慢，轻者仅皮肤、黏膜苍白，而无自觉症状；重者会出现疲倦、头晕、心悸、耳鸣等症状。

2. 造血系统

巨幼红细胞性贫血起病缓慢。由于成熟红细胞寿命短，患者会有轻度黄疸，眼睑结膜，口唇、甲床等多处苍白；由于白细胞和血小板减少，患者抵抗力下降，常有感染和出血倾向，如鼻衄、紫癜、月经过多等现象。

3. 消化系统

消化道症状出现得较早。因胃肠道黏膜萎缩及功能紊乱，会引起食欲下降、恶心、呕吐、腹泻、腹胀或便秘；还会引起舌乳头萎缩，舌上皮脱落，使舌面光滑，或舌质红绛如瘦牛肉，或舌乳头充血粗糙，伴舌痛。

4. 神经系统

神经系统症状幼儿较成人多见，表现为表情呆滞、眼神发直、反应迟钝及嗜睡，智力及动作能力均有减退。由于维生素 B_{12} 缺乏引起脊髓后侧索的神经变性疾病，患者会出现对称性远端肢体麻木、深感觉障碍、共济失调、步态不稳、行走困难、锥体束征阳性、肌张力增加、腱反射亢进，重者会大小便失禁。此外，维生素 B_{12} 缺乏者还会出现抑郁、失眠、记忆力减退、谵妄、幻觉，甚至精神错乱、人格变态等。叶酸缺乏者则有易怒、妄想等精神表现。

5.患儿表现

幼儿发病一般从 4～6 个月开始，以 9～18 个月多见。早期患儿表现为安静、不哭不闹，面色逐渐苍白，或因色素过度沉着引起面色蜡黄。随着病情发展，患儿睑结膜、口唇明显苍白，头发细黄且稀疏，颜面水肿。

6.循环系统的其他表现

较缺铁性贫血明显。例如，心脏扩大，易导致心功能不全，心前区可听到功能性收缩期杂音。

（二）营养治疗

1.供给富含叶酸和维生素 B_{12} 的食物

富含叶酸的食物有动物内脏类、豆类及发酵制品、番茄、莴苣、菠菜、油菜、芦笋、麦麸等；富含维生素 B_{12} 的食物有肝、肾、肉类、蛋类、乳类、面粉等。在膳食安排中，应合理选择和科学搭配富含叶酸和维生素 B_{12} 的食物，保证每天从膳食中至少摄取 50～100 mg 的叶酸、2.4 μg 维生素 B_{12}。

2.补充维生素 C 丰富的食物

维生素 C 可促进叶酸的吸收，应供给富含维生素 C 的蔬菜和水果；但维生素 C 的摄入不宜过量，若大于 500 mg，会抑制维生素 B_{12} 的吸收与利用。

3.口服补充叶酸和维生素 B_{12}

老年患者、胃部分切除术后或短肠综合征的患者可视病情需要适当口服补充叶酸和维生素 B_{12}，同时应注意钾盐及铁剂的补充。

4.烹调注意事项

避免使用铜制炊具（会加速叶酸破坏），避免高温，尽量缩短烹煮时间，以减少对食物中叶酸的破坏；在烹煮肉类过程中避免添加小苏打，以免维生素 B_{12} 遭到破坏。

三、再生障碍性贫血

（一）疾病概述

再生障碍性贫血（AA）简称再障，是骨髓造血衰竭性疾病，临床表现为一系或者多系的外周血细胞减少，是以贫血、感染、出血为主要表现的一组综合征。我国 AA 的发病率较高，年发病率为 0.74/10 万人，会发生在各个年龄阶段。根据发病的阶段其可分为急重型再生障碍性贫血（SAA）和非重型再生障碍性贫血（NSAA）。

再生障碍性贫血的主要临床表现是进行性贫血、出血和感染。临床上将发病原因尚未明确的称为原发性再生障碍性贫血，将病因明确的称为继发性再生障碍性贫血，如某些药物、电离辐射、严重感染等都会引发继发性再生障碍性贫血；也可根据患者的病情、血象、骨髓象及预后，将再生障碍性贫血分为急性再生障碍性贫血和慢性再生障碍性贫血，这里主要介绍这两种贫血。

1. 急性再生障碍性贫血（也称重型再障 I 型）

起病急，病程短，病情发展迅速，以出血和感染为早期的突出表现，随着病情延长发展，贫血呈进行性加重，虽经多次多量输血，仍难以维持正常的血红蛋白。常发生严重的黏膜、皮肤出血，口腔血疱以及呼吸道和消化道出血，眼底出血，约 1/2 病例有颅内出血，可发生在脑膜和脑实质，且呈多灶性，无定位症状及体征，易危及生命。此外，多数病原菌均会引起本病患者的感染，除皮肤、黏膜感染外，还常波及内脏，以肺炎、败血症多见。若出现高热或过高热，再加上中毒症状就是败血症的临床特征。

2. 慢性再生障碍性贫血

起病多缓慢，以贫血为主要表现，出血较轻或无，多限于皮肤和黏膜，内脏出血较少。感染一般较轻，以呼吸道多见，容易控制。病程较长，可持续多年，若治疗得当，可获得长期缓解或痊愈。有较少患者会在后期出现急性再生障碍性贫血症状，即慢性再生障碍性贫血严重型（重型再障 II 型），病情较重。

（二）营养治疗

再生障碍性贫血的营养治疗主要是给予患者营养支持和对症治疗，目的在于通过提供足够的营养素和热能来维持和改善患者的营养与贫血状况，并预防出血。

1. 高蛋白饮食

由于全血细胞减少，再生障碍性贫血患者的代偿性造血及血细胞的增殖、分化和再生等均需要以蛋白质为基础。同时，急性再生障碍性贫血的大量出血和慢性再生障碍性贫血的反复慢性出血均会导致机体血细胞和蛋白质的丢失；且出血会引起感染，感染又会加重出血，如此反复恶性循环，使患者身体每况愈下。因此，应给予患者高蛋白饮食，尤其注意供给优质蛋白质，如瘦肉、鱼肉、鸡蛋、牛奶、动物肝等，这些食物有利于改善患者的贫血状况，增强其抵抗力。

2. 充足的维生素

对于贫血、出血、感染及机体组织功能障碍，应补充足够的维生素，以改善贫血状况和预防出血。每天应给予患者新鲜的蔬菜和水果，并保证患者获得足量维生素，必要时可服用适量的维生素以弥补膳食中供给的不足，如维生素 B_1、维生素 B_6、维生素 K、维生素 C 等。

此外，还应给予患者富含维生素 B_{12} 和叶酸的食物以补充造血物质。

四、急性髓系白血病

（一）疾病概述

急性髓系白血病（AML）是一组异质性的肿瘤，它们在形态学、细胞遗传学、临床表现、治疗和预后上均不相同。AML 多见于成人，发病的高峰年龄在 15 ～ 39 岁。多数 AML 伴有获得性遗传学改变，它阻止造血干细胞向成熟方向分化，使正常骨髓组织被相对不分化的母细胞取代，瘤细胞停止在早期髓性分化阶段。多数 AML 患者存在染色体异常。

AML 的病变特点如下。①在骨髓内弥漫性增生的肿瘤细胞取代原骨髓造血组织。由于红细胞系统大量减少，骨髓组织呈灰红色。白细胞还可在全身各器官组织广泛浸润，一般不形成肿块。②外周血中有白细胞质和量的变化，即白细胞总数升高，或达 $100 \times 10^9/L$ 以上，但 50% 的病例在 $10 \times 10^9/L$ 以下，偶尔见外周血涂片中不含任何母细胞，即非白血性白血病表现，此时骨髓活体组织检查是必需的。③ AML 器官浸润特点是肿瘤细胞主要浸润在淋巴结的副皮质区及窦内、脾脏红髓内、肝脏窦内。急性单核细胞白血病和急性粒－单核细胞白血病除浸润在上述器官内外，还可见浸润皮肤和牙龈的现象。

AML 多见于成人，儿童较少见，主要临床表现有不明原因的皮肤或黏膜出血，表现为瘀斑或瘀点，贫血、乏力、发热、肝和脾异常变大等。骨痛是白血病患者常有的症状，表现为自觉骨痛或被检查时的压痛。白血病后期的患者与其他的恶性肿瘤患者一样会出现恶病质，死亡原因主要是多器官功能衰竭、继发感染及各种并发症等。

（二）营养治疗

应根据患者病情，选择适宜的营养支持途径，补充其机体所需要的营养素，以纠正该病发展引发的营养不良，尽量保持患者的正常体重，改善患者的体质，促进康复。

1. 高能量、高蛋白膳食

由于该病属于高代谢性疾病，应向患者供给足够的能量和蛋白质。能量的供给以碳水化合物为主，以满足机体消耗和维持正常体重为宜。碳水化合物不仅能给患者补充足够的能量，还具有良好的解毒作用。供给高蛋白膳食对接受放疗的患者有一定的防护作用，宜选用蛋类、鱼类、瘦肉、动物的肝脏、牛奶等食物。

2. 低脂膳食

膳食中脂肪供给过多会使脂溶性毒物在体内蓄积，不利于消除致病因素，故应采用低脂饮食。

3. 供给维生素和矿物质

应注意补充富含维生素 A、维生素 E、维生素 K、维生素 C、B 族维生素及微量元素锌、硒等营养素的食物，如新鲜的蔬菜、水果、猪肝、海产品等。

4. 摄入足量的水

基础代谢率增高、长期反复发热及多汗、盗汗等症状导致患者体液丢失过多，应鼓励患者多饮水。尤其是对化疗后引起的高尿酸血症，可 24 h 持续静脉输液，保持每小时尿量在 150 mL 以上；为保持尿液呈碱性，可选用对胃肠道刺激性小、较为温和的新鲜果汁、菜汁，如苹果汁、胡萝卜汁等，如果患者消化道功能尚好，也可选用橙汁和西瓜汁等以利尿。

5. 食物细软易消化

疾病及放疗、化疗导致患者消化道功能减退，食欲下降，伴有肝脾肿大及内脏出血等，烹饪时食物应细软、无刺激、易消化且营养丰富，注意色、香、味、形俱全，以增强患者食欲，增强机体免疫力和抗感染能力，防止出血。

6. 其他

应严禁吸烟和饮酒。患者伴高热时，应给予其易消化、高维生素的半流质膳食。高能量、高蛋白和高维生素膳食可以纠正贫血，缓解病情的进展。必要时可以输血。

第四节　常见代谢性疾病的营养治疗

一、糖尿病

（一）疾病概述

糖尿病是一组以慢性血葡萄糖水平增高为特征的代谢疾病群。高血糖是胰岛素分泌缺陷和胰岛素作用缺陷引起的，除糖类外，还有蛋白质、脂肪代谢异常。糖尿病常引起多系统损坏，导致眼、肾、神经、血管等组织的慢性进行性病变，引起功能缺陷及衰竭。临床上分为 1 型糖尿病、2 型糖尿病。糖尿病患者患心血管疾病的风险会增加 2 ～ 4 倍。

糖尿病的表现如下：①代谢紊乱引起多饮、多尿、多食和体重减轻等症状；②血糖长期控制不好会出现急性及慢性并发症，如大血管及微血管病变，引起肾病、视网膜病变、神经病变及糖尿病足病变，严重影响患者的生活质量；③在胰岛素不适当减量或突然中断治疗等诱因下会出现糖尿病的急性并发症，即糖尿病酮症酸中毒；④在急性胃肠炎、胰腺炎、脑血管意外等诱因下会出现糖尿病的急性代谢紊乱症状，即高渗性非酮症糖尿病昏迷。

目前，糖尿病的诊断仍以血糖异常升高作为依据。糖尿病诊断标准主要有以下几点：①糖尿病症状加任意时间血浆葡萄糖水平 > 11.1 mmol/L；②空腹血浆葡萄糖（FPG）水平 > 7.0 mmol/L；③ OGTT 试验中，2 h PG 水平 > 11.1 mmol/L。

（二）营养治疗

糖尿病的治疗主要是综合采用营养治疗、运动治疗、药物治疗、血糖监测及健康教育等方法，其中营养治疗是最基础的治疗措施。糖尿病的营养治疗主要是以对糖尿病患者进行长期饮食管理为主，应在保证患者正常生活和儿童、青少年患者正常生长发育的前提下，纠正已发生的代谢紊乱，减轻胰岛 B 细胞负荷，从而延缓并减轻糖尿病并发症的发生和发展，进一步提高患者的生活质量。

1. 合理控制总热能的摄入

热能摄入量以达到或维持理想体重为宜。肥胖者体内脂肪细胞体积增大、数量增多，组织细胞对胰岛素敏感性降低，不利于治疗。减少总热能摄入，降低体重后，可以减轻胰岛素抵抗，改善血糖。热能摄入应限制在 5.02 MJ（1 200 kcal）以内，使体重逐渐下降至正常标准。对于孕妇、乳母、营养不良及消瘦者、伴消耗性疾病且体重低于标准体重者，能量摄入可增加 10% ～ 20%，从而满足生理需要并适当增加体重。

2. 摄入适量碳水化合物

在合理控制总热能摄入的基础上，患者摄入适量的碳水化合物，有利于提高其组织细胞对胰岛素的敏感性并提高葡萄糖耐量。根据我国居民的膳食特点，碳水化合物是膳食中能量的主要来源，其供给量应占总热能的 50% ～ 60%。主食类食品富含淀粉多糖、膳食纤维、维生素和矿物质，合理选用可以较好地控制病情，并且这类食物体积大，饱腹感强，有助于控制体重。单糖和双糖在肠道不需要消化酶，可被直接吸收进入血液，使血糖迅速升高，还可能导致周围组织对胰岛素作用的不敏感，从而加重糖尿病患者的病情。因此，糖尿病患者应减少食用或禁食单糖和双糖。

3. 限制脂肪摄入量

脂肪是重要的供能物质，主要应关注摄入不同种类、数量脂肪后对糖代谢、胰岛素抵抗和血脂的影响及其随后在各系统器官的表现。长期摄入高脂肪膳食会损害机体糖耐量，导致肥胖、高血脂和心血管病，因此脂肪供热占总能量的比例不宜超过 30%。应以不饱和脂肪酸为主，控制饱和脂肪酸的摄入，使其不超过总脂肪量的 10% ～ 15%。胆固醇摄入量应控制在每天 300 mg 以下。

4. 适量选择优质蛋白质

糖尿病患者每日蛋白质消耗量大，其摄入量应接近正常人的标准，成年患者约为 1 g/（kg·d），孕妇、乳母为 1.5 g/（kg·d），儿童为 2 ～ 3 g/（kg·d）。蛋白质供热要占总热能的 12% ～ 20%，其中至少 1/3 应为动物类优质蛋白质和大豆蛋白。在患有糖尿病肾病时，因为尿中蛋白质丢失较多，所以在肾功能允许的条件下可适当增加蛋白质的摄入，但禁食大豆蛋白；而对氮质血症及尿毒症期的患者，必须减少其对蛋白质的摄入。

5. 无机盐、维生素的摄入要充足

糖尿病患者易并发感染或酮症酸中毒，因此要注意维生素和无机盐的补充。糖尿病患者糖异生作用旺盛，B 族维生素消耗增多，因此要适当补充 B 族维生素。粗粮、脏腑类、蛋类及蔬菜（尤其绿叶蔬菜）类含 B 族维生素较多。补充维生素 C 可预防因缺乏而引起的微血管病变。

糖尿病患者尿量增大，组织失水，细胞外液高渗，容易患上机体失水导致的低钾低钠血症。酮症酸中毒时要注意钠、钾、镁的补充，以纠正电解质的紊乱。平时钠盐摄入不宜过多，过多易诱发高血压和脑动脉硬化。三价铬是葡萄糖耐量因子（GTF）的组成成分，作用于葡萄糖代谢中的磷酸变位酶，若没有铬的参与，其活性会下降。含活性铬的食物有酵母、牛肉、肝、蘑菇、啤酒等。锌能协助葡萄糖在细胞膜上的转运，每一分子胰岛素含有 2 个锌原子，锌与胰岛素活性有关，锌的主要来源是动物性食物。

6. 补充膳食纤维

膳食纤维可以增强胃肠蠕动，吸收水分，以利于大便排出，治疗便秘；可以使粪便中的胆汁酸排泄增多，降低血胆固醇水平；还可以延缓食物在胃肠道的消化吸收，控制餐后血糖的上升幅度，尤其是可溶性纤维功效更大。因此，宜在糖尿病患者的膳食中增加膳食纤维量，每天 20 ~ 35 g，食物选择以天然食物为佳。

7. 餐次安排要合理

为了减轻胰岛负担，糖尿病患者一日应至少保证三餐，按早、中、晚餐各 1/3 的热量，或早餐 1/5，中、晚餐各 2/5 的主食量分配。在活动量稳定的情况下，饮食要定时定量。注射胰岛素后容易出现低血糖者应在三餐之间加餐 2 ~ 3 次，晚上睡前半小时加餐更加重要，加餐食品可以为由正餐中匀出的约 25 g 的主食。

二、痛风

（一）疾病概述

痛风是由于嘌呤代谢障碍及（或）尿酸排泄减少，其代谢产物尿酸在血液中积聚，当血浆尿酸超过饱和限度时以尿酸盐的形式析出结晶而引起组织损伤的一组疾病。痛风的生化标志是高尿酸血症，但仅 10% 高尿酸血症会发展为临床痛风，其转变机制尚不明确。因此，高尿酸血症并不等于痛风。

痛风可分为原发性和继发性：原发性痛风由先天性或特发性嘌呤代谢紊乱引起；继发性痛风由慢性肾脏病、血液病、内分泌疾病和食物、药物引起。两者临床特点都是高尿酸血症。特征性急性关节炎反复发作，会形成痛风石。当病情迁延时，表现为慢性痛风性关节炎，严重者会导致关节活动障碍和畸形，累及肾脏则会引起间质性肾炎、尿酸性肾结石。痛风在世界各地均有发病，其患病率的高低受到经济发展程度、环境、饮食习惯、年龄、种族、体质、遗传等因素的影响。

（二）营养治疗

痛风营养治疗要限制嘌呤食物摄入量，适当补充能量，限制脂肪和蛋白质饮食，供应充足的水分，禁酒，减少外源性核蛋白，以降低血清尿酸水平并促进尿酸的排出，防止痛风的急性发作，减少药物用量。

1. 限制总能量摄入，保持适宜体重

痛风患者多伴有超重或肥胖，应控制能量摄入，维持正常体重，体重最好能低于理想体重 10%～15%。能量供给一般为 105～126 kJ/（kg·d）。超重者应循序渐进地减少能量，否则会引起体脂分解过快，导致酮血症，进一步抑制尿酸的排泄，诱发痛风症急性发作。

2. 限制蛋白质和脂肪的摄入

痛风患者的蛋白质供给量应为 0.8～10 g/（kg·d）或 50～70 g/d，应以含嘌呤少的谷类、蔬菜类为主要来源。优质蛋白质可选用乳类、鸡蛋等；尽量不食用肉、鱼、禽类等，如一定要食用，可煮沸弃汤后少量食用。在痛风性肾病发作时，应根据尿蛋白的丢失和血浆蛋白质水平适量补充蛋白质；但在肾功能不全，出现氮质血症时，应严格限制蛋白质的摄入量。脂肪可减少尿酸排泄，应适量限制，采用低或中等摄入量（40～50 g/d），占总能量的20%～25%，可用蒸、煮、炖、卤、煲、灼等用油少的烹调方式烹调食物。

3. 合理供给碳水化合物

碳水化合物作为能量的主要来源，可防止组织分解代谢产生酮体，使尿酸清除率和排泄量增加。在限制总能量摄入的前提下，碳水化合物供能应占总能量的 50%～60%。单糖可增加腺嘌呤核苷酸的分解，加速尿酸的合成，应减少摄入。蜂蜜果糖含量较高，痛风患者不宜食用。

4. 严格限制嘌呤摄入

痛风患者应长期控制嘌呤摄入，并根据病情，调整膳食中嘌呤的含量。在痛风急性发作期应严格限制嘌呤摄入，每天不超过 150 mg，可选择嘌呤含量低（＜25 mg/100 g）的食物。在痛风缓解期，可视病情限量选用嘌呤含量中等（25～150 mg/100 g）的食物。无论是在急性发作期还是在缓解期，均应避免摄入嘌呤含量高的食物。

5. 摄入充足的维生素和矿物质

各种维生素，尤其是 B 族维生素和维生素 C 应足量供给。同时，应多供给富含矿物质的蔬菜和水果等碱性食物，以利于尿酸的溶解与排出。痛风患者易患高血压、高脂血症和肾病，应限制钠盐摄入，通常用量为 2～5 g/d。

6. 其他

（1）酒。酒精不仅会促进尿酸的合成，还能使血乳酸浓度升高，抑制肾小管分泌尿酸，造成肾脏排泄尿酸减少。痛风不仅与饮酒量有关，还与酒的种类有关。啤酒与痛风相关性最大，然后是烈酒，中等量的红酒不增加痛风的危险性。啤酒中含有大量的嘌呤，主要是鸟嘌呤核苷，且啤酒花中含有的异葎草酮会对尿酸代谢有影响。

（2）饮水。每天应摄入充足的水以利于尿酸的排出。痛风患者只要肾功能正常，每天就需要摄入 2 000 mL 以上的水。睡前和夜间也应补充水，防止尿液浓缩。饮水应以白开水、淡茶水、矿泉水以及新鲜果汁等为主。

三、肥胖症

（一）疾病概述

肥胖是人体过剩的热量转化为多余脂肪并积聚在体内的一种状态。随着经济的发展和生活方式的改变，我国肥胖人数显著增加。肥胖是心血管系统的危险因素，会导致高血压、糖尿病、冠心病。

肥胖患者表现为体重增加，皮下脂肪堆积，四肢增粗，腹部突出。肥胖程度可参照身体质量指数（BMI，kg/m^2）、腹围测量、腰臀比例等指标。BMI 可以反映肥胖程度，但不能反映脂肪分布情况；腹围及腰臀比可以反映肥胖的类型，但不能反映脂肪在皮下及内脏的分布情况。肥胖患者应进行全身系统检查，检测是否同时存在其他的心血管危险因素，如高血糖、高血压、高血脂及高凝状态等。例如，通过血常规、血脂、肝肾功能、凝血及彩超检测颈动脉系统、下肢动脉系统及内脏动脉系统是否有动脉粥样硬化及狭窄存在；检测心脏功能、血压水平。

（二）营养治疗

目前，尚无真正有效的特效药物可以达到减肥的效果，同时长期服药也难免有副作用发生，而空回肠短路手术不但适应证有限，而且并发症严重。因此，控制饮食和增加能量消耗是肥胖的最佳疗法。实施肥胖营养治疗，必须持之以恒地致力于改变原有的生活、饮食习惯，长期控制能量的摄入和增加能量的消耗，彻底纠正肥胖患者的能量代谢异常。

1. 膳食疗法类型

（1）节食疗法。每天摄入的能量应为 5 021 ～ 7 531 kJ（1 200 ～ 1 800 kcal），其中脂肪占总能量的 20%，蛋白质占 20% ～ 25%，碳水化合物占 55%。

（2）低能量疗法。每天摄入的能量在 2 510 ～ 4 184 kJ（600 ～ 1 000 kcal），脂肪占总能量 20% 以下，蛋白质占 20%，碳水化合物占 60%。

以上两种疗法主要适用于轻、中度肥胖者。肥胖者可根据自己的情况选择其中一种治疗方法，但最好在医生的指导下进行。

（3）极低能量疗法。此法主要适用于重度和恶性肥胖患者。患者需要在医生的密切观察下进行治疗，每天摄入的能量应为 837 ～ 2 510 kJ（200 ～ 600 kcal）。

2. 营养治疗基本原则

（1）控制能量的摄入。成年肥胖者每日能量按 62.8 ～ 83.7 kJ/kg 供给，相当于正常需要量的 70%，以每月体重减少 0.5 ～ 1.0 kg 为宜。对重度肥胖者，需要严格限制能量摄入，按照正常量的 50% 计算，以每周体重减少 0.5 ～ 1.0 kg 为宜，应循序渐进，切不可急于求成而损害机体健康。

（2）供能营养素的能量分配比例应合理。在减肥过程中，三大供能营养素的分配至关重要。正常膳食中，三大供能营养素占总热能的分配比例为蛋白质 10% ～ 15%、脂肪 20% ～ 30%、碳水化合物 55% ～ 65%，而肥胖治疗膳食中三大供能营养素占总热能的分配比例约为蛋白质 25%、脂肪 15%、碳水化合物 60%。在蛋白质的选择中，动物性蛋白质应占总蛋白质的 50% 以上，烹调油应选择橄榄油、茶油、葵花子油、玉米油、花生油、豆油等植物油。

（3）保证维生素和无机盐的供给。由于摄入能量受到限制，在膳食减肥过程中，可能会出现维生素和无机盐等微量营养素摄入不足的问题。容易缺乏的微量营养素有维生素 B_1、维生素 B_2、烟酸、钙、铁等。为防止维生素和无机盐缺乏，在进行膳食治疗时，必须注意合理的食物选择和搭配。新鲜蔬菜、水果、豆类、牛奶等是维生素和无机盐的主要来源；也可在医生的指导下，适当补充多种维生素和无机盐制剂。

（4）增加膳食纤维的供给。适当增加膳食纤维的摄入量不仅有助于预防便秘，还可以减少机体对脂肪和糖的吸收。所以，应选用富含膳食纤维的食物，且应保证每天的膳食纤维摄入量为 30 g 左右，相当于 500 ～ 750 g 绿叶蔬菜和粗杂粮中的膳食纤维。

（5）戒酒。在进行膳食治疗时，忌饮酒。酒类的主要成分是乙醇，并无其他营养素，1 mL 乙醇可提供能量 29 kJ（7 kcal），因此饮酒可导致摄入的能量过高而不利于减肥。

（6）改变膳食习惯。纠正不良的膳食习惯是减肥成功的关键之一。肥胖者常见的不良膳食习惯有不吃早餐，而午餐和晚餐，特别是晚餐进食过量；爱吃零食、甜食；进餐速度过快；等等。肥胖者应针对这些不良习惯，采用相应的纠正方法，这会对减肥有事半功倍的效果。

第五节　常见地方病的营养治疗

一、碘缺乏病

（一）疾病概述

碘缺乏病（IDD）是指从胚胎发育至成人期由于碘摄入量不足而引起的一系列疾病。它包括地方性甲状腺肿、地方性克汀病、地方性亚临床克汀病、流产、早产、死产等。这些疾病实际是不同程度的碘缺乏在人类不同发育期所造成的损伤，而地方性甲状腺肿和地方性克汀病则是碘缺乏病最明显的表现形式。

碘缺乏病是自然环境中碘元素缺乏导致机体合成甲状腺激素不足而引起的综合征，是世界上分布最广泛、受害人群最多的一种地方病，其主要临床表现是甲状腺肿大、儿童脑发育障碍及体格生长发育落后，是影响我国人口素质的重大公共卫生问题。我国自 1995 年实施以全民食盐加碘（USI）为主导的综合防治措施以来，碘缺乏的防治工作从国家水平上取得了巨大进步，但由于我国自然环境缺碘的状态难以改善，碘缺乏病的防治工作仍将是地方病防治的重点。

1. 地方性甲状腺肿

地方性甲状腺肿主要表现为甲状腺代偿性肿大。弥漫性肿大的甲状腺表面光滑，有韧性感；若质地较硬，说明碘缺乏较严重或缺碘时间较长。患者仰头伸颈，可见肿大的甲状腺呈蝴蝶状或马鞍状。早期无明显不适，随着腺体的增大，会出现周围组织的压迫症状，如气管受压会致呼吸困难，食管受压会致吞咽困难，颈交感神经受压会致 Horner 综合征（眼球下陷、瞳孔变小、眼睑下垂）。

2. 地方性克汀病

这是在碘缺乏地区出现的一种比较严重的碘缺乏病的表现形式。一种情况是由于孕妇孕期缺碘，胎儿的甲状腺激素供应不足，胎儿的生长发育出现障碍，特别是中枢神经系统的发育分化障碍；另一种情况是在出生后摄碘不足，使甲状腺激素缺乏，明显影响身体和骨骼的生长发育。

其主要临床表现如下。①不同程度的智力低下。②感觉神经性耳聋，同时伴有语言障碍。③生长发育落后，表现为身材矮小，婴幼儿囟门闭合迟；克汀病征象，如傻相、面宽、眼距宽、塌鼻梁、腹部隆起等；性发育落后，如女性月经初潮晚、男性性成熟晚。④甲状腺功能低下症状，主要表现为黏液性水肿、皮肤干燥、毛发稀少。

这两种疾病特征明显，容易发现，但碘缺乏病更大的潜在威胁是儿童期间没有明显的身体特征性表现的脑发育损伤。

（二）营养治疗

人体需要的碘主要来自食物，中国营养学会 2000 年提出的每人每日碘的 RNI 为成年人 150 μg、儿童 90 ～ 120 μg、孕妇和乳母 200 μg。在缺碘地区实行补碘是预防碘缺乏病的首选措施。补碘措施有食盐加碘、碘油、饮水加碘、强化碘食品和调味品等，同时为维持机体正常代谢，要做到合理膳食，尤其是增加富含碘的食物、蛋白质和多种维生素的供给。

1. 补充碘

碘强化措施是防治碘缺乏的重要途径，如在食盐中加碘、在食用油中加碘以食用富碘食物等等，其中食盐加碘是最经济、最方便有效的补碘方法。

（1）碘盐。在各类补碘的措施中，食用碘盐是最为经济实惠的群防群治措施。食盐加碘是目前国际上预防 IDD 首选的方法，碘盐是把微量碘化物与大量的食盐混匀后供食。WHO 推荐碘和盐的比例为 1 ： 100 000，各国供应的碘盐中碘和盐的比例不一，我国规定为 1 ：（20 000 ～ 50 000）。碘盐中的加碘量应根据每人每天碘的需要量、病区缺碘程度、每人每天的食盐量以及当地致甲状腺肿物质危害程度等因素而定。为防止食盐中碘化物的损失，应保持食盐干燥、避光且存放时间不宜过久，烹饪时不要过早放入。

碘盐要坚持长年食用，在缺碘的地区，如果连续 3 ～ 6 个月不食用碘盐，就会产生缺碘的危害。

（2）碘油。碘油是植物油与碘化氢经加成反应后制得的有机碘化物，也称碘化油，有口服和注射制剂两种。碘油通常用于难以推广加碘盐的边远地区，作为碘盐干预的辅助措施，应用的对象主要是育龄妇女、孕妇、哺乳期妇女以及 0～2 岁婴幼儿等特殊人群。我国用的碘油多是核桃油和碘合成的，近年来也有用豆油制成的碘油。

（3）富碘食物。在平日膳食中应尽量选择含碘丰富的海产品，如海带、紫菜、蛤干、蚶干、干贝、淡菜、海参等。

在推行全民补碘时需要注意高碘区的特殊性，碘盐和碘油的补充应适量，若用量过多，会引发碘中毒或高碘性甲状腺肿。在高碘区应用无碘盐。

2. 增加蛋白质供给量

蛋白质供给不足时，甲状腺功能会减退，影响甲状腺激素的合成。由于甲状腺功能减退会使小肠黏膜更新速度减慢，消化液分泌受影响，酶的活力下降，白蛋白水平随之下降，所以碘缺乏时应增加蛋白质的供给量。一般成人蛋白质供给量为 1～1.2 g/（kg·d），如对于体重为 55 kg 的成年女性，每天应供给蛋白质 55～66 g。

3. 补充铁

甲状腺功能减退会影响铁的吸收，久而久之会继发缺铁性贫血，因此应多食富含铁的食物。应注意，虽然动物内脏富含铁，但为了防止饱和脂肪酸摄入过多，应限制食用；而应尽量多选择黑木耳、蘑菇类食物补充铁，因其既含丰富的铁，又含脂肪相对少。

4. 补充维生素

碘能促进维生素的吸收和利用，包括促进尼克酸的吸收、利用及 β - 胡萝卜素向维生素 A 的转化；有研究发现，某些病区的居民膳食中维生素 A、维生素 C 和 B 族维生素摄入不足也会使甲状腺肿发生；叶酸参与蛋白质合成，也是促进铁吸收的维生素之一。瘦肉、全奶、禽蛋、新鲜蔬菜和水果中上述多种维生素含量较高，应充分供应。

二、地方性氟中毒

（一）疾病概述

地方性氟中毒是由于某些地区的环境中氟含量过高，当地居民长期过量地摄入氟而引起的以氟骨症和氟斑牙为主要特征的一种全身性慢性疾病，又称地方性氟病。地方性氟中毒是一种古老的地方病，在世界范围内均有发病，亚洲地区是氟中毒最严重的地区。我国的氟中毒分布很广，波及人口较多，病情较为严重。病区大多分布在黄河以北的干旱、半干旱地区，西到新疆，东到黑龙江省西部。北方以饮水型氟中毒为主，南方以燃煤污染型氟中毒为主，交汇区大致在长江以北，秦岭、淮河以南，饮茶型主要分布在中西部习惯饮砖茶的民族聚居区。

1. 氟斑牙

氟斑牙表现为大量氟沉积于牙组织，使牙釉面失去光泽，并出现不同程度的颜色改变，如浅黄、黄褐色乃至深褐色或黑色；釉面缺损，表现为细小的凹痕，乃至深层釉质大面积剥脱。若牙齿发育后发病则表现为牙齿磨损，磨损面有棕色环状色素沉着、牙龈萎缩、牙齿松动和脱落等。氟斑牙多发生在重病区。

婴幼儿发病较轻，主要表现为白垩样改变，恒牙氟斑牙多出现于 7～8 岁以前一直生活在高氟环境的儿童，因摄入过量的氟而使牙釉质或牙本质受损。

2. 氟骨症

氟骨症主要发生在 16 岁以后，通常女性病情较男性严重。氟骨症发病缓慢，患者很难说出发病的具体时间，症状也无特异性。

过量的氟进入机体后与钙结合形成氟化钙，沉积在骨、软骨、关节面、韧带和肌腱附着点。疼痛是常见的自觉症状，通常由腰背部开始，呈持续性、无游走性、与天气变化无关，逐渐累及四肢大关节，一直到足跟；部分患者因椎管变窄，神经收到压迫或营养障碍而出现肢体麻木、有蚁走感、感觉减退、肌肉萎缩；随着病情发展会出现关节功能障碍，甚至肢体变形，如脊柱生理弯曲消失，活动范围受限，严重者会出现弯腰、驼背、僵直变形，甚至瘫痪。

（二）营养治疗

目前，尚无针对地方性氟中毒的特效疗法，治疗原则主要是减少氟的摄入和吸收，促进氟排泄。膳食营养素缺乏时也会导致氟骨症。因此，除改换水源、改造落后的燃煤方式以减少食物氟污染和研制低氟型砖茶等措施外，还应改善患者的营养状况，增强机体抵抗力，减轻原有的病情。应给予患者含蛋白质、钙、镁、维生素丰富的饮食，使患者摄入足够的热量，应特别重视儿童和孕妇的营养补充。

1. 保证摄入充足的优质蛋白质和热量

食物中的蛋白质含量高能增加尿氟的排泄量，从而减少氟在人体内的累积，同时其氨基酸及一些降解产物还能减少氟化物的毒性作用。有研究表明，营养不良，特别是蛋白质、热量和钙缺乏会导致氟中毒的流行，加重氟中毒的病情。因此，膳食中应保证摄入充足的优质蛋白质和热量。动物性食物中蛋白质的含量高，利用率也高，应足量供应；奶及奶制品、豆类及豆制品不但含钙量高，而且富含优质蛋白质，若每日喝牛奶 500 g，即可获得 15 g 优质蛋白质和 600 mg 钙。

2. 增加钙、镁、硒等多种矿物质

钙的摄入量与氟中毒相关，钙摄入不足会加重地方性氟中毒。钙可与氟离子结合形成难溶性的氟化钙，并由粪便排出，从而减少机体对氟的吸收，补钙还可防治骨软化型氟骨症，因此应吃富含钙的食品，如小虾皮、海带、芝麻酱和绿叶蔬菜等。

镁可抑制氟在肠道内的吸收，增加尿氟及粪氟的排泄。有研究表明，当氟、镁、钙共存时，高含量的钙、镁离子可减弱或对抗氟中毒的症状，使机体氟中毒的骨损害得以减轻或延缓。同时，摄入丰富的钙、铁、锌可以降低氟斑牙患病的严重程度。

适量硒对体内过量的氟有较强的拮抗作用。研究证实，氟中毒患者体内抗氧化酶类的活力降低，脂质过氧化物的含量上升，氟中毒患者补硒可促使尿氟排泄，同时纠正自由基代谢紊乱。

3. 补充维生素

（1）补充维生素 C 和维生素 E。维生素 C 可减轻或消除氟对能量代谢的影响，促使氟在体内代谢，加速氟从体内排出。有研究表明，维生素 C 和维生素 E 联合干预可有效拮抗过量氟诱导的脂质过氧化作用，对氟中毒生物体的肝、肾、脑组织有明显的保护作用。因此，宜多食富含维生素 C 和维生素 E 的食物，如绿叶蔬菜、辣椒、水果等。

（2）增加 B 族维生素的摄入。若患者神经系统受到损害，则需要补充 B 族维生素（如维生素 B_1、维生素 B_6 和维生素 B_{12}）以改善神经细胞的正常代谢，减少氟的毒性作用。患者应多食杂粮、干酵母、坚果、动物肝脏、蛋类等富含 B 族维生素的食物。

（3）补充维生素 D。维生素 D 可促进钙的良好吸收，调节钙、磷代谢，因此在补充钙的同时应补充维生素 D。维生素 D 主要存在于海水鱼、肝、蛋黄及鱼肝油制剂中。

第六节　癌症的营养治疗

一、食管癌

（一）疾病概述

食管癌是常见的消化道恶性肿瘤，病因较为复杂，与不良饮食、生活习惯等有关，男性多发于女性。随着人们生活条件的不断改善，食管癌发病率逐渐上升。食管癌的发病与各地区的生存条件、饮食习惯、是否存在强致癌物、是否缺乏一些抗癌因素以及是否有遗传易感性有关。

1. 食管癌早期

食管癌早期的表现为癌肿局限在黏膜内或黏膜下，较少发生淋巴结转移，与相邻器官无关，此时手术切除可能性较大。早期发现可以达到早期诊断、早期治疗的目的，因此必须熟悉食管癌的早期症状。

（1）吞咽时胸骨后有烧灼感或针刺样轻微疼痛，尤以进食粗糙、过热、刺激性食物时症状明显。这些症状通过治疗可以暂时缓解，但不久又会发生。

（2）食物通过时缓慢或有滞留感，或有异物贴附在食管壁上的感觉。

（3）吞咽时有哽噎感，但较轻，且时轻时重，最终可发展为持续性。

（4）胸骨后有闷胀感，咽部有干燥发紧感。此类症状较少见。

2. 食管癌中晚期

食管癌的典型症状是进行性吞咽困难。

（1）随着癌瘤侵犯食管全周，哽噎症状日趋加重，进而半流食和流质饮食都难以下咽。

（2）伴随哽噎症状的是呕吐黏液，易发生呼吸道误吸而引发呛咳和肺炎。

（3）进食困难的患者伴有严重脱水和营养不良，出现体重明显下降和恶病质。

（4）食管癌并有溃疡时会出现胸背部持续性隐痛，出现剧烈疼痛时应警惕肿瘤是否已经穿孔或行将穿孔。

（5）癌肿侵及邻近器官并发穿孔时，可能引发食管支气管瘘、纵隔脓肿、肺炎、肺脓肿和主动脉穿孔大出血。

（6）其他：压迫喉返神经，导致声音嘶哑；骨转移引起骨痛；肝转移引起黄疸。

（二）营养治疗

食管癌的治疗以手术切除配合放疗为主。通常上段食管癌采用空肠或结肠食管重建术；中下段宜做胃食管吻合术；晚期食管癌患者可考虑姑息性胃十二指肠造瘘术，同时配合放疗，但放疗易引起食管炎或食管纤维化。食管癌的饮食营养支持疗法如下。

1. 手术或放疗前的营养

手术或放疗前要加强营养，并依据营养检测结果，遵照缺什么补什么的原则，及时补充所缺的营养素，使患者处在最佳营养状态。例如，患者吞咽困难不严重时，应鼓励患者经口进食，少食多餐，以每 2 ～ 3 h 进 1 次餐为宜；有严重食管梗阻的患者应插管，鼻饲流质要素膳，热能保持在 14 644 ～ 18 828 kJ（3 500 ～ 4 500 kcal）/d；如患者出现腹泻，部采用静脉输液方法供给部分或全部热能。

2. 食管癌术后营养

在术后禁食期间，应采用静脉输液方法供给热能，其后 2 ～ 6 d（颈段食管胃吻合术后 7 ～ 9 d）可经十二指肠灌注营养要素，按患者体重 146.44 kJ（35 kcal）/kg 计算，6 276 ～ 8 368 kJ（1 500 ～ 2 000 kcal）/d，灌注浓度由 5% ～ 10% 逐日增至 20% ～ 25% 为宜。对于术后 7 ～ 9 d 无吻合口瘘者，可改为经口进食流质匀浆液，直至恢复半流质或软食。

3. 放疗期营养

对于放疗后并发食管炎或食管纤维化的患者，经口进食应选择营养丰富且均衡的细、软、温度适中的食物；禁食粗、硬、热、酸、辣的刺激性食物；注意充分咀嚼，缓慢吞咽，避免对食管的刺激，必要时可口服要素膳或匀浆膳。

4. 治疗后及康复期营养

治疗后多数患者可恢复正常饮食。康复期宜供给充足的营养，促进术后损伤组织的修复。饮食搭配要注意提供足够的新鲜蔬菜和水果，提供充足的蛋白质、维生素、无机盐及正常能量的平衡膳食。

二、胃癌

（一）疾病概述

胃癌是指源于胃黏膜上皮细胞的恶性肿瘤，在全球的肿瘤发病率中排第五位，死亡率中排第三位。[①] 东亚地区和西方国家的胃癌流行病学特征差异明显，中国、韩国和日本是胃癌高发地区。胃癌可以发生在胃的任何部位，最常见的部位为胃窦部，然后为胃底贲门部和胃体部。胃癌按照病程进展，可分为早期胃癌和进展期胃癌。

胃癌的确切病因不十分明确，但以下因素与发病有关：①地域环境及饮食习惯；②幽门螺杆菌感染；③癌前病变，包括胃息肉、慢性萎缩性胃炎及残胃；④遗传基因；⑤溃疡。

多数早期胃癌患者无明显症状，少数人有恶心、呕吐或类似溃疡病的上消化道症状，无特异性。因此，早期胃癌诊断率低。疼痛与体重减轻是进展期胃癌最常见的临床症状。患者常有较为明确的上消化道症状，如上腹不适、进食后饱胀，随着病情进展上腹痛加重，食欲下降、乏力、消瘦，部分患者有恶心、呕吐的症状。另外，肿瘤部位不同，也有不同的表现。贲门胃底癌有胸骨后疼痛和进行性吞咽困难表现；幽门附近的胃癌有幽门梗阻表现；肿瘤破坏血管后会有呕血、黑便等消化道出血症状。腹部持续性疼痛多为提示肿瘤扩展超出胃壁。大约10%的患者有胃癌扩散的症状和体征，如锁骨上淋巴结肿大、腹水、黄疸、腹部包块、直肠前窝扪及肿块等。晚期胃癌患者常出现贫血、消瘦、营养不良甚至恶病质等表现。

（二）营养治疗

胃癌的主要治疗方法是手术。术后的主要并发症是倾倒综合征，营养不良是影响术后临床结果的重要因素。因此，术前必须制定行之有效的营养支持疗法方案。

1. 术前营养支持

为确保患者对手术的承受性、术后创口的愈合及避免吻合口瘘，术前应在检测结果的基础上制定出恰当的营养方案并及时实施。对中、重度营养不良患

---

① 李新美，冯启明.胃癌相关手术 ICD-9-CM-3 编码探讨 [J].中国病案，2021，22（7）：43-45.

者，建议术前 10 ～ 14 d 就予以营养支持。只要患者存在部分胃肠道消化吸收功能，就应尽可能考虑肠内营养。若无法承受肠道喂养，或单一肠内营养远不能满足代谢的需要，则采用肠外营养，或肠外营养做补充。每天所需要的营养素和热量可根据患者的进食情况决定。在幽门不完全梗阻时，可借助内镜，插入十二指肠细管注入全营养液；若幽门完全梗阻，应采用全静脉营养方案。术前予以碳水化合物饮料或静脉注射葡萄糖液，可减轻胰岛素抵抗和蛋白质消耗。

2. 防治倾倒综合征

倾倒综合征是指在胃切除术后，患者失去幽门或胃的正常生理功能，胃内食糜迅速进入十二指肠或空肠，导致进食后 10 ～ 30 min 内出现上腹胀痛、恶心、呕吐，伴心慌、眩晕、面色潮红或苍白、全身无力，甚至晕厥，严重者会有血压下降等一系列症状。倾倒综合征多发生于术后第 1 ～ 3 周患者恢复进食时，极少数会在术后几年发生。其预防措施如下：①餐后平卧 15 ～ 30 min 可迅速消除症状或避免发作；②以固体食物为主，液体食物可在餐后 1 h 左右食用，水液可在两餐之间而不在餐时饮用；③术后食物量应由少到多逐渐增加，并细嚼慢咽，避免胃中一次蓄积过多食物，可少食多餐；④膳食应选择低碳水化合物、高蛋白、中等脂肪的合理搭配，建议用复合糖类，忌用单糖、双糖。若在进餐中发生倾倒综合征，应立即停止进食并平卧，一般在 1 h 内症状全部消失；若出现低血糖反应，应给予糖水或静脉注射葡萄糖溶液，即可迅速缓解。多数患者症状较轻，经过一段时间的胃肠道适应和饮食调节，可恢复正常。

3. 调整饮食

根据检测结果适时调整饮食非常重要。术后 24 ～ 48 h 应禁食，采用全静脉营养；肠功能恢复后可试饮少量温开水，进食少量清流质膳食；术后 4 ～ 5 d 可进食全量清流质膳食，或通过肠内营养输注 5% 要素膳；术后 5 ～ 6 d 可进食普通流质膳食；术后 7 d 左右可进食少量少渣软食；以后可视患者的具体情况逐渐过渡到普通饮食，但要遵循少量多餐的规律。胃癌患者术后铁质的吸收会受到影响，加之缺乏内因子易导致贫血，因此应适量补充维生素 B_{12}。

三、肝癌

(一) 疾病概述

原发性肝癌（HCC）是当今世界上主要的一种恶性肿瘤，也是我国常见的恶性肿瘤之一。肝癌已位居我国肿瘤死亡率的第二位。原发性肝癌属于上皮性恶性肿瘤的一种。根据世界卫生组织的组织学分类，肝脏上皮性恶性肿瘤中最常见的为肝细胞癌、胆管腺癌、胆管囊腺癌、肝细胞及胆管混合癌、肝胚细胞癌、未分化癌。其中，肝细胞癌占 90% 以上；胆管细胞癌不足 5%，多见于泰国以及我国香港特别行政区、广东等肝吸虫较多的地区。

1. 腹痛

腹痛是 HCC 最常见和最初的主诉状症，且疼痛多位于右季肋区或上腹部。其性质常为持续性钝痛，与肝包膜的不断扩展有关，可因叩击、体位改变或运动而加剧。在 HCC 晚期，疼痛会加重，侵犯胆道导致运动障碍时，类似胆绞痛；肝破裂出血时，会出现类似急腹症剧痛；腹膜有癌瘤种植时，会出现腹膜刺激征。慢性肝病患者肝区疼痛不能为一般治疗所缓解且逐渐加剧时，为 HCC 的可能性极大。

2. 乏力与消瘦

此亦为常见首发症状，呈进行性加重。

3. 消化道症状

消化道症状表现为食欲减退、恶心、呕吐、腹胀、腹泻或便秘，尤以食欲减退与腹胀更常见，由于缺乏特异性，不易为人所注意。消化道症状与腹痛、乏力三者常同时或重叠出现，约 60% 的患者因出现这些非特异性的症状而就诊。

4. 上腹部包块

有些肝癌患者直至肝脏肿大达一定程度，自觉或自行触及有上腹包块时才来就诊。

5. 黄疸

黄疸是 HCC 晚期的表现。癌瘤转移至肝内外胆管或肝门淋巴结压迫胆管，或肿瘤广泛浸润累及主要胆管，会引起阻塞性黄疸。此外，癌瘤广泛浸润及弥散性分布，破坏残存的肝细胞，也会引起肝细胞性黄疸。HCC 一旦出现黄疸，并进行性加深，就是提示近期预后不良。

6. 发热

约 10% 的 HCC 患者以发热为首发症状。发热为癌细胞释放致热源物质或肿瘤组织坏死并发感染引起的，表现为持续性低或中度发热。

7. 转移

癌细胞侵犯门静脉并形成癌栓时，若门脉主干阻塞，便会引起门脉高压和难治性腹水，可转移至肺、骨、肾、脑、腹腔及肾上腺等。肺转移尤其是多发性转移会有胸痛、咳嗽、咯血和呼吸困难；骨转移会累及椎骨、肋骨和四肢长骨等，椎骨转移尤为严重，局部有明显疼痛，压迫脊神经时会引起截瘫；颅内转移者会出现定位症状或颅内高压，重者会发生昏迷而被误诊为肝性脑病。

（二）营养治疗

临床上治疗早期孤立的癌结节可采用手术疗法；晚期不能手术者宜用动脉插管化疗、局部无水乙醇注射、全身化疗及介入疗法等。肝癌患者的饮食治疗原则是高蛋白、高糖、高维生素和低脂肪。通过少量多餐、先进食再喝汤、在症状缓解时进餐等措施，尽量让患者多吃，以保证营养需要。

1. 总热量

总热量常规控制在 10 460 ～ 11 715 kJ（2 500 ～ 2 800 kcal）/d，手术或化疗前应适当增至 12 552 ～ 16 940 kJ（3 000 ～ 3 500 kcal）/d。

2. 蛋白质

蛋白质比平时多 20 ～ 30 g 或 1.5 ～ 2.0 g/kg，这样有利于改善肝功能和腹水导致的低蛋白血症。

3. 糖

糖摄入量为 300 ～ 400 g/d，这样不仅可以增加肝糖原的贮备，还可以起到解毒作用。

4. 脂肪

肝癌患者胆汁的分泌与排泄常受到影响，易致脂肪消化和吸收困难，因此脂肪摄入不宜太多，以 30 ～ 40 g/d，患者不产生恶心、呕吐为度。

5. 维生素

宜供给富含维生素 B_2、维生素 B_{12}、维生素 C、维生素 A、维生素 E 的饮食，每日供给量应是原供给量的 2 ～ 3 倍，以增强对肝脏的保护作用。

6. 限钠

有水钠潴留和腹水的患者应限制钠的摄入，控制在 1 g/d 以下。

四、大肠癌

（一）疾病概述

大肠癌是指大肠黏膜上皮在环境或遗传等多种致癌因素作用下发生的恶性病变，是常见的消化道恶性肿瘤。随着社会经济的发展，人民生活水平、生活方式的改变，我国大肠癌发病率有逐年增高的趋势。大肠癌可发生于大肠各段，以直肠和乙状结肠尤为多见，多数为单发癌，但也可能为同时性或异时性多发癌。

大肠癌早期没有明显特征，随着病情进展，临床上会出现排便习惯与粪便的改变、腹痛、血便、腹部肿块的症状，患者常出现低热、贫血、消瘦、恶病质等症状。癌肿部位不同，临床表现亦有所不同。国内资料显示，大肠癌患者的首诊主诉症状以便血最多，尤其是直肠癌患者；然后为腹痛，尤以结肠癌患者为多。

1. 右侧结肠癌

右侧结肠腔径较大，以吸收功能为主，肠腔内粪汁稀薄。有右侧结肠癌时，患者会有腹泻、便秘、腹泻与便秘交替、腹胀、腹痛、腹部压痛、腹块、低热及进行性贫血等症状。晚期会有肠穿孔、局限性脓肿等并发症。

2. 左侧结肠癌

左侧结肠腔不如右侧结肠宽大，乙状结肠腔狭小并与直肠形成锐角，且粪便在左侧结肠已形成，因此左侧结肠癌容易引发慢性进行性肠梗阻。患者大多有顽固性便秘，也可见排便次数增多。肠梗阻大多在乙状结肠下段，呕吐较轻，而腹胀、腹痛、肠鸣等明显。癌肿破溃时会使粪块外面染有鲜血或黏液，甚至排出脓液。梗阻近端肠管会因持久的显著膨胀、缺血和缺氧而形成溃疡，甚至引起穿孔。此外，尚可发生肠道大量出血及腹腔内脓肿形成。

3. 直肠癌

直肠癌主要表现为大便次数增多，粪便变稀，带黏液和血，伴有里急后重或排便不净感。当癌肿蔓延至直肠周围而侵犯骶丛神经时，会出现剧痛。例如，癌肿累及前列腺或膀胱时，会出现尿频、尿急、尿痛、排尿不畅和血尿等症状，并形成通向膀胱或子宫的瘘管。

4. 肛管癌

肛管癌主要表现为便血及疼痛，疼痛于排便时会加剧。癌肿侵犯肛门括约肌时，会致患者大便失禁。肛管癌会转移至腹股沟淋巴结。

（二）营养治疗

早期结肠癌、直肠癌手术切除后多半预后良好，但对于接受全结肠切除后的回肠造瘘和低位直肠癌切除后的结肠造瘘术（人工肛门）的患者，应特别注意膳食营养调理。

1. 术前营养支持

术前营养的要求是做好前期准备，纠正营养不良，补充足够的营养，均衡膳食。如果有结肠不完全或完全梗阻，应注意定时检测水电解质，根据检测结果予以纠正：不全梗阻时可给予高蛋白少渣食物，禁食产气和刺激性食物；完全梗阻时则需要给予全静脉营养液治疗。

2. 结肠造口患者的饮食

一般给予结肠造口患者正常的饮食，但应选用软、细、少渣、易消化的食物，避免刺激性和产气性食物。由于结肠水分吸收不良，应适量增加饮水量，以防止脱水。

参考文献

[1] 万国华.临床营养学与护理技术 [M].长春：吉林科学技术出版社，2016.

[2] 吴翠珍.医学营养学 [M].北京：中国中医药出版社，2016.

[3] 江育萍.全国普通高等医学院校护理学类专业"十三五"规划教材临床营养学 [M].北京：中国医药科技出版社，2016.

[4] 韩梅，乔晋萍.医学营养学基础 [M].北京：中国医药科技出版社，2011.

[5] 刘海玲.临床营养医学与疾病防治 [M].天津：天津科技翻译出版有限公司，2016.

[6] 吴少雄，殷建忠.营养学（第二版）[M].北京：中国质检出版社，2018.

[7] 曹曦东.运动员在训练期和比赛期膳食结构及生化指标的对照分析 [J].食品安全质量检测学报，2021，12（8）：3229-3233.

[8] 陈革豫，丁芳芳.富氢水的应用研究进展 [J].陕西农业科学，2020，66（7）：86-89.

[9] 陈秋玲，彭冬梅.基于孕期膳食结构及生活方式对妊娠期糖尿病患者维生素 B_1、B_{12} 水平的分析 [J].中国现代医药杂志，2021，23（5）：51-54.

[10] 陈祥，蔺雪梅，任峰，等.孕妇营养性贫血的危害及诊断方法 [J].医学综述，2019，25（20）：4039-4043.

[11] 程新意，赵霞，江红.医院普通膳食设计与营养分析 [J].现代预防医学，2015，42（17）：3133-3134，3181.

[12] 董正娇，石红，张诗雨，等.膳食结构对老年人群健康的潜在影响 [J].中国健康教育，2020，36（12）：1099-1102.

[13] 段碧晗，高凌.膳食模式与 2 型糖尿病 [J].实用预防医学，2021，28（6）：766-769.

[14] 胡盛寿，杨跃进，郑哲，等.《中国心血管病报告 2018》概要 [J].中国循环杂志，2019，34（3）：209-220.

[15] 姜婧，张瑶，蒋芮，等.富氢水抗炎活性及分子机制研究进展 [J].第二军医大学学报，2020，41（7）：798-802.

[16] 郎海燕，马薇，张雅月.益气维血胶囊联合琥珀酸亚铁片治疗缺铁性贫血的临床效果[J].临床合理用药杂志，2021，14（20）：8-11.

[17] 李新美，冯启明.胃癌相关手术ICD-9-CM-3编码探讨[J].中国病案，2021，22（7）：43-45.

[18] 林宇华.不同项目运动员特殊膳食营养补充特点研究[J].食品安全导刊，2021（9）：2，4.

[19] 欧明毫，刘建红，黄森，等.富氢水对女子柔道运动员机体抗氧化能力的影响[J].中国运动医学杂志，2017，36（1）：17-20.

[20] 时倩，赵坤生，刘立波，等.氢气治疗心血管疾病的研究进展[J].医学综述，2019，25（13）：2563-2567，2573.

[21] 眭红卫.素食者的营养问题与对策建议[J].产业与科技论坛，2014，13（21）：75-76.

[22] 孙玉东.高膳食纤维治疗对妊娠期糖尿病的临床价值分析[J].医学食疗与健康，2020，18（20）：19-20.

[23] 覃尔岱，王靖，覃瑞，等.我国不同区域膳食结构分析及膳食营养建议[J].中国食物与营养，2020，26（8）：82-86，59.

[24] 唐贵峰，杜光辉，赵国强.营养治疗膳食管理中存在的问题及措施[J].食品界，2018（8）：100.

[25] 王勇，阎波，司运飞，等.胃癌术后行早期肠内营养对患者营养状况和免疫功能的影响[J].山西医药杂志，2021，50（14）：2170-2172.

[26] 辛良杰.中国居民膳食结构升级、国际贸易与粮食安全[J].自然资源学报，2021，36（6）：1469-1480.

[27] 徐大凤，李艳，陈凤燕，等.限制能量平衡膳食与高蛋白膳食对超重/肥胖成人体重、肾功能、血脂影响的随机临床试验[J].营养学报，2020，42（6）：552-556.

[28] 张宏康，李蔼琪，李笑颜，等.富氢水的研究进展[J].轻工科技，2017，33（12）：12-15，18.

[29] 张丽华，徐佳佳.肝细胞腺瘤的分子分型及临床意义[J].中华病理学杂志，2014，43（6）：428-430.

[30] 张丽艳.平衡膳食与现代疾病关系研究[J].航空航天医学杂志，2021，32（5）：518-520.

[31] 朱惠娟，张文，杜明，等.超重／肥胖及血脂异常与高血压患病的关联分析 [J].
江苏预防医学，2021，32（2）：200-202.

[32] 朱孔娟，曹亚君.膳食营养联合运动指导对高血脂症患者血脂的影响 [J].当代护
士（中旬刊），2020，27（8）：14-16.

[33] 邹仙，李沁原，左都霜，等.力竭后补充富氢水和葡萄糖对疲劳恢复趋势的影响
[J].广东医学，2017，38（18）：2750-2754.

[34] 崔小丽，宋春蒙.肠内肠外营养支持序贯对重症患者营养状况、炎症因子及并发
症的影响 [J].牡丹江医学院学报，2021，42（4）：116-119.

[35] 王岚，刘婵.学龄儿童营养状况与行为变化趋势 [J].公共卫生与预防医学，
2021，32（4）：150-152.

[36] 闫泽晖.国内外常用营养风险筛查工具的研究进展 [J].全科护理，2021，19（18）：
2488-2491.

[37] 王宗瑶，周燕，张媛，等.改善孕期营养对妊娠期缺铁性贫血及母婴结局的影响
研究 [J].中国处方药，2021，19（6）：160-161.

[38] 于康.营养风险筛查和营养不良诊断 [J].中华医学信息导报，2021，36（11）：18.

[39] 刘玉萍，刘凯歌.肝硬化患者营养状态评估的研究进展 [J].实用临床医药杂志，
2021，25（8）：113-116，123.

[40] 王翠萍.肠内联合肠外营养支持疗法治疗 ICU 老年患者的疗效分析 [J].中国实用
医药，2021，16（10）：63-65.

[41] 张倩.中国学龄儿童营养健康状况及改善措施建议 [J].中国学校卫生，2021，42
（3）：321-324，333.

[42] 杨可，刘海玲，陈丹，等.肠内营养患者鼻饲风险管理策略研究 [J].护理管理杂志，
2021，21（2）：95-99.

[43] 刘会焕.膳食指导及个性化营养对孕期缺铁性贫血的影响 [J].中国城乡企业卫生，
2020，35（11）：110-112.

[44] 张献娜，蒋朱明，康维明，等.营养风险筛查和全球（营养）领导人发起的营
养不良诊断（GLIM）第二、三步流程（共识 2020）[J].中华临床营养杂志，
2020，28（4）：193-200.

[45] 关芬芬.科学探究促进青春期学生营养健康素养的提升的策略研究 [J].科幻画报，
2020（8）：210-211.

[46] 邓艳梅.青春期早期学生营养状况调查分析 [J].中国城乡企业卫生，2019，34（7）：
113-115.

[47] 王璐璐，徐培培，许娟，等 . 6～18 岁学龄儿童生长发育评价指标综述 [J]. 中国学校卫生，2019，40（4）：627-631.

[48] CANFORA E E，JOCKEN J W，BLAAK E E. Short-chain fatty acids in control of body weight and insulin sensitivity[J].Nature reviews endocrinology，2015，11（10）：577-591.

[49] 董玲芮 . 脂类在小鼠脑缺血再灌注恢复期的作用及机制 [D]. 哈尔滨：哈尔滨工业大学，2020.